医療大麻の真実
マリファナは難病を治す特効薬だった！

銀座東京クリニック　院長　福田 一典

明窓出版

はじめに

　大麻取締法が1948年に制定されて以降、日本では大麻草の栽培や利用は禁止されています。大麻取締法では大麻の医療目的での使用も禁じていますが、その前提は、「大麻の使用は危険である」ことと「大麻に医療用途が無い」ということを根拠にしています。もし、「大麻は安全で、病気の治療に効果がある」ことが証明されれば、医療目的での使用を禁じている大麻取締法が間違っている法律だと言えます。

　「大麻に医療用途がある」ということは、医学の領域ではすでに常識になっています。しかも、多くの難病を含めた様々な病気の治療に役立つことが明らかになっています。大麻に含まれるカンナビノイドという成分が結合する受容体が、神経系や免疫系など体内に広く分布し、様々な生理機能の制御に重要な役割を果たしているからです。これを内因性カンナビノイド・システムと言い、体の治癒力の根幹にもなっているのです。

　日本において大麻の栽培は、第二次世界大戦以前は全国各地で行われており、国は大麻栽培を推奨していました。大麻草は縄文時代から縄や衣服や建材や紙などの生活必需品を作るための重要な素材であり、麻の実は栄養価の高い食品として、またその油は燃料になり、花穂や葉や実は医薬品としてその薬効が利用され、神道の儀式にも大麻草は欠かせないものでした。

このように大麻草は日本人の生活に密接に関わってきましたが、1948年に連合軍総司令部（GHQ）の命令で大麻取締法が制定され、大麻草の栽培や利用は禁止されるようになりました。日本では医療目的であっても、大麻及び大麻由来の製品を使用すれば、医者も患者も処罰されます。

　しかし、大麻が多くの病気の治療に効果があることは膨大な証拠によってすでに明らかです。歴史的には、3500年以上もの間、大麻草は世界中で薬用植物として利用されてきました。中国やインドの伝統医学でも古くから使用されています。

　1840年代ころから、医学の文献にも大麻の医療応用に関する報告が見られるようになります。1850年から1937年まで、アメリカ薬局方は大麻草を100種類以上の疾病に効く主要な医薬品として記載しています。

　大麻には、鎮痛、抗炎症、抗けいれん、鎮静睡眠、抗がん、抗不安、抗うつ、吐き気止め、食欲増進、気管支拡張、眼内圧低下など多彩な作用があります。そのため、悪性腫瘍、エイズ、てんかん、多発性硬化症、脊髄損傷、筋肉のけいれん、関節リュウマチ、炎症性腸疾患、食欲低下、不眠、抑うつ、不安、吐き気、喘息、緑内障など様々な病気や症状に使用されていました。

1980年代にエイズが流行したとき、エイズ患者たちは大麻（マリファナ）の喫煙が痛みを和らげてくれることを経験的に知るようになりました。その後、痛みと筋けいれんを引き起こす脊髄損傷患者や多発性硬化症に苦しむ人々にも使われるようになりました。

　がんやエイズやその他、多くの病気の多数の患者がマリファナ（大麻）を吸うと、その絶望的な苦しみや症状が劇的に軽減すると報告されています。苦痛の軽減効果があまりに顕著であるため、患者やその家族の中にはマリファナを購入したり栽培して刑務所に入れられるリスクも厭わないという人も多くいました。

　アメリカ合衆国の連邦法では大麻の医療使用が認められていませんが、このような背景で、州法によって医療大麻の使用が認められている州が増えています。1996年11月5日にカリフォルニア州では住民投票で医療大麻の使用が認められ、2015年の時点で、23の州と首都ワシントンDCでは州法によって医療大麻の使用が認められています。有効な治療法が無い様々な難病の治療にたいへん役立っています。

　大麻がタバコやアルコールより安全性が高いことは多くの医学的研究によって証明されています。モルヒネより大麻の方が格段に安全性が高く医療用途が多いことは今や、医学の常識になっています。医療大麻が許可されている州では、オピオイド系鎮痛剤（モルヒネなどのアヘン由来の鎮痛薬）の副作用による死亡数が減少したという報告があります。

自殺する人の数も減っているという報告もあります。

　海外では医療大麻の使用によって多くの患者さんが恩恵を受けているのに、日本ではどのような状況でも医療大麻が使用できません。大麻取締法が大麻の医療目的での使用も禁止しているからです。そのような規制を1日でも早く撤廃する必要があると思い、本書をまとめました。

　本書は、医療大麻の安全性と有効性に関して医学的な検証を行い、大麻の医療使用を禁止している大麻取締法を改正する必要性の根拠を示しています。「大麻はあぶない」とか「大麻に医療用途が無い」というような、医学的根拠に基づかない議論を行っている場合ではありません。日本でも医療大麻を使用できる状況にするための行動が必要です。本書によって、日本での医療大麻についての議論が活発になることを願っています。

　本書の執筆にあたり、前田耕一氏（『NPO法人医療大麻を考える会』代表）と宮路天平氏（東京大学大学院医学系研究科臨床試験データ管理学講座）から多大な助言と示唆をいただきました。両氏からの助言が無ければ、本書を出版することは無かったと思っています。深く感謝致します。

目 次

はじめに 1

第1章　大麻の医療使用の歴史

神農本草経では大麻草は上薬に分類されている 12
1830年代に英国で大麻の医療利用が始まった 15
米国では大手製薬会社が大麻製剤を製造していた 17
戦前まで日本薬局方でも大麻製剤が収載されていた 18
非科学的根拠で大麻の医療用途が否定された 19
米国では住民投票によって州法で医療大麻の使用が認められた 22
医療大麻とマリファナ 24
大麻製剤や合成カンナビノイドがエイズやがんや多発性硬化症に使用されている 25
米国では医療大麻が多くの疾患に使用されている 27
大麻の医学的研究 29

第2章　大麻はタバコや酒よりも害が少ない

大麻はタバコやアルコールよりも安全 *34*

大麻は幻覚も精神病も引き起こさない *36*

ランセットは大麻よりタバコの方が健康に悪いと断言している *40*

大麻は致死量が無い *42*

大麻にはモルヒネのような呼吸抑制が無い *45*

大麻は耐性ができにくい *50*

大麻は脳内報酬系への作用が弱い *51*

大麻の依存性はカフェインより弱い *56*

マリファナはハードドラッグの使用を誘導しない *59*

米国では嗜好用大麻も解禁になってきた *61*

第3章　大麻草成分に反応する体内システム

受容体が外部の情報を細胞内に伝える *66*

受容体の働きを高めるアゴニストと阻害するアンタゴニスト *68*

病気の治療に役立つ成分が植物から見つかる理由 *71*

体内には大麻草の成分が結合する受容体がある *73*

内因性カンナビノイドは脂質から産生される *75*

カンナビノイド受容体はGタンパク質を介して外部の情報を細胞内に伝える *78*

内因性カンナビノイド・システムの異常が様々な疾患を引き起こしている *81*

医薬品の半数くらいがGタンパク質共役受容体をターゲットにしている　83
内因性カンナビノイドのアントラージュ効果　85

第4章　がん治療と医療大麻

内因性カンナビノイドシステムは食欲やエネルギー産生を調節している　90
テトラヒドロカンナビノールは食欲を高め、不安やうつ症状を軽減する　91
THCは抗がん剤による吐き気・嘔吐を軽減する　94
CB1アゴニストは神経伝達物質の放出を抑制する　96
カンナビノイドは予期性嘔吐を軽減する　99
CB2受容体には抗炎症作用や悪液質改善作用がある　101
カンナビノイドには直接的な抗がん作用もある　103
カンナビジオールはがん細胞のアポトーシスを誘導する　105
THCとカンナビジオールの相乗作用　107
多幸感は体の治癒力と密接に関連している　109
末期がん患者の緩和ケアとしての医療大麻の可能性　112

第5章　疼痛と医療大麻

痛みは様々な原因で発生する　116
体には痛みを抑える仕組みが存在する　118

中枢神経系にはCB1受容体が広く分布している　120

カンナビノイドは肥満細胞やグリア細胞の活性を抑える　123

カンナビノイド受容体CB2は様々な原因で起こる痛みを軽減する　125

CB2の活性化は抗炎症作用や鎮痛作用や細胞保護作用や抗がん作用を示す　127

カンナビノイドの合剤の方が単一成分より鎮痛効果が高い　129

大麻に含まれる精油成分にも鎮痛作用がある　131

セスキテルペンのβカリオフィレンはCB2アゴニスト　134

大麻はオピオイドの鎮痛効果を高める　136

医療大麻はオピオイドによる死亡を減らす　138

医療大麻の鎮痛作用　140

大麻は偏頭痛の発生を予防する　143

大麻は外傷後ストレス障害（PTSD）の症状を緩和する　145

第6章　神経難病・てんかんと医療大麻

神経組織は神経細胞とグリア細胞から構成される　148

カンナビジオールは脳虚血による神経細胞死を抑制する　150

神経変性疾患とは　152

多発性硬化症は中枢神経系の脱髄によって発症する　154

大麻は多発性硬化症の痙縮を抑制する　156

大麻は多発性硬化症の痛みを軽減する　158

パーキンソン病やハンチントン病に医療大麻が使われている　160

大麻の抗てんかん作用 163
医療大麻はてんかんに使用されている 165
カンナビジオールの抗てんかん作用 167
カンナビジオールは抗てんかん薬の副作用を予防する 170
カンナビジオールの抗てんかん作用のメカニズム 173
カンナビジオールは多彩なメカニズムで神経ダメージを保護する 174
カンナビジオールには抗精神病作用がある 176

第7章　消化器系疾患と医療大麻

内因性カンナビノイドは腸の炎症を軽減する 180
カンナビジオールも腸の炎症を軽減する 183
大麻喫煙は炎症性腸疾患の症状を緩和し生活の質を高める 184
THCはCB1を介して肝臓の炎症と線維化を促進する 186
カンナビジオールは肝臓を炎症や酸化傷害から保護する作用がある 187
カンナビジオールは脂肪肝を改善する 188
カンナビジオールはアルコール性肝障害を軽減する 190
カンナビジオールは炎症性転写因子 NF-κB の活性化を抑制する 192
医療大麻は緑内障や喘息にも効く 194

第8章　大麻成分の相乗効果（アントラージュ効果）

大麻にはTHCの作用を阻害する成分も含まれる　198
大麻にはカンナビノイド受容体以外に作用する成分も含まれる　199
大麻成分のアントラージュ効果　202
大麻全体の方が有用性が高い　204
体の非線形システムに作用する大麻や漢方薬　206
多成分薬のメリット　211
薬草治療と大麻　213
医療大麻はオーダーメイド医薬品　215

第9章　大麻取締法第四条：大麻の医療使用の禁止

日本人は長い間大麻を利用してきた　218
大麻取締法によって大麻の利用ができなくなった　219
大麻取締法第四条とは　222
大麻抽出製剤ナビキシモルスの使用を認める国が増えている　224
米国では医療大麻の使用を禁止する行為は憲法違反　225
患者の権利とリスボン宣言　228
日本の大麻取締法第四条は憲法違反　231

おわりに　235

第1章　大麻の医療使用の歴史

神農本草経では大麻草は上薬に分類されている

　太古の昔から人類は身の周りにある天然物の中に、病気を治したり、症状を和らげたりするものが見つかると、それを子孫に伝えました。文字を発明した段階で、人類はその知識を書き残し、より効果のある薬へと発達させることが可能になりました。古代エジプトの象形文字の文書や、古代中国の甲骨文字の文書中に、すでに薬草の効能や薬の処方が記録されています。

　漢の時代（紀元2世紀ころ）に成立した薬物書に「神農本草経」があります。神農は伝説上の皇帝ですが、多くの薬草を自ら服用してその効能と毒性を確かめ、薬の知識を人々に教えたと伝えられています。古代中国からの数限りない中国人の経験の集積を、一人物の業績になぞらえて神話化したものです。

　「神農本草経」には、1年の日数と同じ365種類の植物・動物・鉱物が薬として集録されており、人体に作用する薬効の強さによって、下薬（125種類）・中薬（120種類）・上薬（120種類）という具合に薬物が3つに分類されています。下薬・中薬・上薬は下品・中品・上品とも呼ばれます。

　下薬（下品）というのは、病気を治す力は強いのですが、しばしば副作用を伴う毒性のある生薬です。中薬（中品）は間違った使用をしたり

長期に多くを服用すれば副作用も出ますが、適切な量と期間なら毒性が無く薬効を期待できるものです。

そして、上薬（上品）というのは、養命薬（生命を養う目的の薬）で、無毒で長期服用が可能で、体調を良くし、元気になれて、不老長寿の作用があるものです。薬用人参などが代表です。

西洋医学では作用の強力な薬が「良い薬」とされていますが、漢方ではこのような強い薬は「格が低い薬（下薬）」と位置付けられています。

さて、**大麻草はといえば「神農本草経」では「上薬（上品）」に分類されています**。麻（大麻草）の花穂の部分を麻賁(まふん)と言い、その薬効は「主五労七傷、利五蔵、下血寒気。多食令人見鬼狂走。久服通神明軽身。」と記載されています。この記述は「諸臓器の慢性病や傷害を治し、内臓機能の働きを良くし、血液循環を良くし体を温める。多く摂取すると鬼を見て狂ったように走り出す。長期に服用すると脳の働きは良くなり体は軽くなる。」という意味です。

大麻を多く摂取すると幻覚などの精神変容作用があることを指摘した上で、適量であれば体の働きを良くすると記載されています。

また、麻の種子（麻子(まし)）は「主補中益気。久服肥健、不老神仙。」と書かれています。これは、「体力や気力を高める。長期に服用すると健

康状態を高め、不老長寿の効果がある」という意味です。麻の種子（麻の実）が栄養価の高い食品であり、健康増進作用があることはよく知られています。麻の実を日頃から摂取すると寿命を延ばせることが古代中国の時代に知られていたのです。

　大麻草の花穂の部分の麻黄は米国などで医療大麻として使用されている部分です。古代中国医学ではこの部分を「適量であれば、長期服用しても毒性の無い命を養う薬」として扱っていたことを「神農本草経」の記述は示しています。実際、大麻草は漢方治療に長く使用されてきました。

　インドの伝統医学のアーユルヴェーダでも、中国と同じくらい長い大麻利用の歴史を持ち、古くから様々な病気の治療に大麻の花穂が用いられてきました。アーユルヴェーダは4000年以上の歴史を持つインドの伝統医学で、大麻の葉や樹脂を強壮や食欲増進、鎮痛や鎮静の目的などで利用してきました。

　インド大麻は精神活性成分のΔ9-テトラヒドロカンナビノール（THC）の含有量が多く、吸うと想像力が刺激されたり、幸福感を覚えるという作用があるので、インドでは大麻を嗜好目的で吸う文化が発達しました。日本では、大麻を嗜好目的で扱った歴史はあまり無いようです。日本で栽培されてきた大麻はTHCの含有量が少ないからです。

第1章　大麻の医療使用の歴史

1830年代に英国で大麻の医療利用が始まった

　インド大麻草の医療応用について、西洋への紹介はインドのカルカッタにいたアイルランド人医師のウィリアム・オショーネッシー（W.B. O'Shaughnessy）博士によって1839年になされました。

　彼はインド医学で大麻が使用されることを知り、その効果と安全性を確かめる動物実験を行い、大麻が極めて安全な薬であることを確認しています。つまり、動物実験で用量を増やしていっても死に至ることは無かったのです。そして、患者に使用し、鎮痛作用や鎮静作用や抗けいれん作用を確認しています。

　彼は、破傷風や狂犬病による筋肉の硬直が大麻によって軽減することを経験しています。さらに、コレラ患者の死亡原因となる下痢と嘔吐を大麻チンキが軽減することも確かめています。この1839年の報告が、大麻の抗嘔吐作用に関する西洋医学における最初の記述になっています。

　19世紀の医学において、破傷風や狂犬病やコレラは有効な治療法の無い難病でした。これらの疾患の治療に有効な薬として、大麻がオショーネッシーによってヨーロッパに紹介されたのです。

　1842年にオショーネッシーは英国に大麻を持ち帰り、薬効のある大

麻抽出物が出回るようになると、英国の医学会では大麻の治療効果が注目されるようになりました。英国薬局方には大麻抽出物と大麻チンキが掲載され、以後100年以上にわたって様々な病気の治療に使われました。

　1843年の論文にインド大麻草が病気に有効であった18症例の報告が記載されています。この論文のタイトルは日本語に訳すと『インド大麻草の薬効成分の報告』(Med Chir Trans. 26:188-210. 1843年)で、著者はロンドンの聖メリルボーン診療所(St. Marylebone Infirmary)の医師のクレンディニング(John Clendinning)博士です。

　英国のヴィクトリア女王の主治医であったラッセル・レイノルズ(Russell Reynolds)博士は女王の生理痛の治療に大麻を使用し、効果があったことを1890年に記述しています。レイノルズ博士は大麻を不眠、神経痛、月経困難症(生理痛)の治療薬として推奨しています。レイノルズ博士は「大麻は自分が知る薬の中で最も有用なもの」と言っています。

　このような大麻の医療効果に関する報告は、ヨーロッパやアメリカで1840年代から1900年にかけて100以上の論文で発表されています。いずれも、大麻の医療用途に関する報告です。

　大麻は、気管支拡張、抗けいれん、眼内圧低下、抗がん作用、鎮静睡眠、鎮痛、抗不安、抗うつ、吐き気止めなどの作用があります。

そのため、喘息、緑内障、悪性腫瘍、てんかん、多発性硬化症、脊髄損傷、筋肉のけいれん、関節リウマチ、食欲低下、不眠、抑うつ、不安、吐き気など様々な症状や病気に有効性が示されています。

米国では大手製薬会社が大麻製剤を製造していた

米国の規制物質法（Controlled Substances Act）では、大麻はヘロインと同じスケジュールIに分類されています。スケジュールIは「濫用の危険があり、医学的用途が無い」物質です。

なぜこのようなことになったのかは謎です。大麻に医療効果があることは古くから知られており、最近の科学的研究でも大麻が病気の治療に極めて有効であることが明らかになっているからです。

米国でも古くから大麻の医療利用が行われていました。

1840年代からマリファナはアメリカで最も人気のある鎮痛剤であり、1842年から1900年までの間、大麻草は全ての医薬品の半分を占めていたそうです。

1860年にはオハイオ州医学会が米国で最初の医療大麻に関する研究会を開き、胃痛、産後精神病、慢性の咳、淋病、他様々な疼痛性疾患に

有効であることが報告されています。

1850年から1937年まで、アメリカ薬局方は大麻草を100種類以上の疾病に効く主要な医薬品として記載しています。

1868年版の米国薬局方には、大麻チンキの医学的特性について4ページを費やして記述しています。大麻が性欲や食欲を増進し、神経的興奮を和らげ、痛みやけいれんを抑えることが明記されています。使用が推奨される疾患として、神経痛、痛風、破傷風、狂犬病、コレラ、けいれん、舞踏病、ヒステリー、抑うつ、精神病、子宮出血などが挙げられ、出産後の子宮収縮の促進効果も記載されています。

このように、米国では長い間、大麻による医療上の恩恵を受けており、多数の大手製薬会社が医療用の大麻製剤を製造していました。

戦前まで日本薬局方でも大麻製剤が収載されていた

日本でも、第二次世界大戦直後まで大麻製剤があり、「印度大麻草チンキ」や「印度大麻草エキス」などの名前で薬局で販売されていました。

チンキ剤とは生薬をエタノールまたはエタノールと水の混液で浸出して製造した液剤です。

第1章　大麻の医療使用の歴史

　日本薬局方は、薬事法第41条により、医薬品の性状及び品質の適正を図るため、厚生労働大臣が薬事・食品衛生審議会の意見を聴いて定めた医薬品の規格基準書です。初版は明治19年（1886年）6月に公布され、医薬品の開発や試験技術の向上に伴って改訂が重ねられています。現在では5年に一度改正されています。

　日本薬局方では印度大麻や印度大麻エキスとして第5局まで収載されていましたが、1948年に大麻取締法が公布されたため、第6局（1951年改正）以降は削除されています。

　現在では日本薬局方に収載されていませんが、かつては収載されていたということは、その時代には繁用される医薬品であったことを意味します。

非科学的根拠で大麻の医療用途が否定された

　米国では1930年代まで、医薬品として医師が普通に大麻製剤を処方していたのですが、1937年にマリファナ課税法（実質的にはマリファナ禁止法）の施行によって、米国では大麻の医療応用や研究は制限されるようになります。

　世界保健機関による麻薬単一条約（1961年制定、日本は1964年に

加盟）や日本では大麻取締法（1948年制定）によって医療への利用も禁止されています。世界中のほぼ全ての国で大麻は非合法化されています。その主な理由は、カンナビノイドの主要な成分であるΔ9-テトラヒドロカンナビノール（THC）に陶酔作用などの精神作用があり麻薬として規制されているためです。

1970年に米国で制定された規制物質法（Controlled Substances Act）では大麻（マリファナ）はヘロインやLSDと同じスケジュールIに分類されています。

この法律では、規制薬物はその取り扱いのレベルでスケジュールIからVの5段階に分類されており、スケジュールIは医学的用途が無く、濫用の危険があり、安全性の証拠が無いとされるもので、スケジュールI物質は処方箋に書かれることは無いのが原則です。

スケジュールIIは濫用の危険はあるが医学的用途が認められる薬物となるので、医療応用が合法になります。モルヒネなどのオピオイドはスケジュールIIに分類されているので、依存や中毒や濫用の危険はありますが、処方薬として使用が許可されています。

1976年のフォード政権時には「薬物乱用に関する全米学会」（NIDA）とアメリカ麻薬取締局（DEA）が、大学機関や連邦保健機関が大麻草を研究することを事実上禁止し、医薬品として天然の大麻草由来の抽出液

第1章　大麻の医療使用の歴史

の類いを研究することも禁じました。

しかし 1988 年、アメリカ麻薬取締局の行政法判事であったフランシス・ヤングが大麻の医療効果を認めました。数年間の法的な論争の後、麻薬取締局は、大麻をスケジュールⅡの分類に変更することに関して広範囲な調査を行いました。

その結果、ヤングは「調査で得られた証拠に基づいて考えると、病気で苦しむ人が大麻の効能を利用することを麻薬取締局が阻害することは、不合理で、独断的で、必要の無いものである」という結論に達し、「**マリファナは人間の知る限り、最も安全にして治療に有効な物質である**」と述べています。

それにもかかわらず、麻薬取締局（DEA）は大麻をスケジュールⅡに変更すべきだというその判事の命令を無視し、1992 年には大麻のスケジュールⅡへの変更に関する全ての要求を拒否する最終結論を発表しました。連邦法では大麻の所持や使用は今でも禁止になっており、麻薬取締局は大麻草がスケジュールⅠの麻薬指定であることを理由に医療応用を禁止し続けています。

しかし、1990 年代に入って、大麻成分のカンナビノイドが結合する受容体や、内因性カンナビノイド・システムの存在が明らかになり、大麻の医療効果が証明され、効果の高い医薬品として再認識されるように

なりました。研究が進むと、医療効果があるという事実の他に、毒性が低く、麻薬作用もそれほど強くないという研究結果も出てきました。それにより、欧米では大麻の医療利用を合法化する国が増えてきました。

米国では住民投票によって州法で医療大麻の使用が認められた

　緑内障の患者のロバート・ランドール（Robert Randall）氏は、自身の病気の治療の目的で大麻を栽培していて1975年に逮捕されました。しかしランドール氏は医療上の必要性を主張し、1976年に連邦裁判所は「ランドール氏の緑内障には他に有効な治療の方法が無く、大麻喫煙による副作用も認められない。被告人に医療使用を禁じる医学的根拠は無い」という判決を下してランドール氏への訴追は取り下げられました。逆に1978年にランドール氏が食品医薬品局（ＦＤＡ）や法務省などを訴えましたが、和解となり、連邦当局はランドール氏に公認の医療大麻の供給を始めました。これが米国での、1937年の大麻禁止法以降で最初の医療大麻の合法的な使用となりました。

　前述のように1980年代にエイズが流行したとき、エイズ患者たちは大麻が痛みを和らげてくれることを経験的に知るようになりました。その後、痛みと筋けいれんを引き起こす脊髄損傷患者や多発性硬化症に苦しむ人々にも使われるようになりました。

第1章　大麻の医療使用の歴史

　このようにして、医療大麻の必要性が次第に認知されるようになっていき、州によって大麻の医療使用や娯楽使用が許可されるようになってきました。

　1996年11月5日、カリフォルニア州では住民投票で医療大麻の使用が認められ、その後、2015年の時点で23州と首都のワシントンDCで医療大麻の使用が許可されています。

　大麻使用が許可される州は今後も増えると考えられています。嗜好用大麻の使用を合法化した州もあります。

　州法で認可されても、アメリカ合衆国の連邦法では、今でも大麻の所持も医療目的での使用も認めていません。米国の規制物質法では、大麻はヘロインと同じスケジュールⅠに分類されているからです。スケジュールⅠは「濫用の危険があり、医学的用途が無い物質」です。どのような理由でも使用できない物質に分類されているのです。

　しかし、州法で使用が認められた州では、「医師による適切な医療大麻の使用を、麻薬取締局など連邦政府は禁止できない」、「禁止する行為は憲法違反」という判決が出ており、医療大麻の使用が可能になっています。

医療大麻とマリファナ

　日本では違法薬物の代表にように扱われているマリファナは、大麻草の葉や花穂の部分を乾燥させ、紙で巻いてタバコのようにしたり、あるいはパイプに詰めて火を点けて喫煙するものです。

　マリファナは、もともとはメキシコの言葉ですが、現在では多くの国で通用する呼称となっています。メキシコでは、マリファナは安いタバコを意味していました。この安いタバコは大麻を混ぜて吸われることがあり、次第に大麻タバコを意味するようになったようです。米国で大麻を取り締まるとき、悪のイメージを浸透させるために「大麻（カンナビス）」を「マリファナ」と呼び変えたという歴史があります。

　つまり、医療目的で使用する大麻もマリファナと同じです。日本では嗜好目的の場合をマリファナ、医療目的の場合を医療大麻と呼ぶことが多いようですが、実際は全く同じものです。米国では Medical Marijuana（医療マリファナ）と呼んでいます。

　医療大麻は、産業利用や嗜好利用などいろいろある大麻の利用法の一つと理解すれば良いのです。医療利用の場合、品種や栽培条件を特定するなどの品質管理をされた大麻を用い、成分の含有量の表示や、呼吸器系に影響が無いような特別な喫煙具が開発されるなど、より医療目的に沿った利用しやすい手段が用いられています。

また、医療大麻には含まれる成分の異なる様々な品種や株が用意されています。そして、自分の病状の治療に最も合った医療大麻を選択できるという、オーダーメイドの治療も行われています。

大麻製剤や合成カンナビノイドがエイズやがんや多発性硬化症に使用されている

　日本では大麻取締法で大麻の医療目的での使用も禁じられているため、精神変容作用のあるΔ9-テトラヒドロカンナビノール（THC）を製剤化したものや、大麻抽出物由来の医薬品も一切使用できません。しかし、欧米では多くの地域で医療大麻や合成THCなどが使用されています。

　ドロナビノール（Dronabinol）は合成したΔ9-テトラヒドロカンナビノール（THC）製剤で、商品名はマリノール（Marinol）と言い、米国やドイツなどで処方薬として認可されています。THCには食欲増進や吐き気止め作用があり、エイズ患者の食欲不振や体重減少、抗がん剤治療による吐き気や嘔吐に対する治療に使われています。

　米国では規制物質法のスケジュールIII薬物になっており、処方薬として利用可能で、非麻薬性で精神的あるいは身体的依存の危険性は低い薬として認められています。大麻がスケジュールIのままであることと

矛盾していることが指摘されています。

　ナビロン（Nabilone）もTHCを模倣した合成カンナビノイドで商品名をセサメット（Cesamet）と言い、米国やカナダや英国などで承認されています。やはりエイズ患者の食欲不振や体重減少、抗がん剤治療に伴う吐き気や嘔吐、多発性硬化症などの神経障害性疼痛の治療に使用されています。1mgのナビロンは7〜8mgのドロナビノールに相当する活性を示します。

　ナビキシモルス（Nabiximols）はΔ9-テトラヒドロカンナビノール（THC）とカンナビジオール（CBD）をほぼ同量含む大麻抽出エキスを製剤化したもので、商品名サティベックス（Sativex）として多くの国で認可されています。多発性硬化症患者の痙縮、疼痛、過活動膀胱などの改善目的で使用され、カナダではがん性疼痛の緩和のための使用も認可されています。

　ここで重要なことは、合成THCしか含まない製薬（ドロナビノールやナビロン）の内服は、マリファナの喫煙に比べると、効果は弱く、副作用が強いという点です。

　大麻抽出エキスを製剤化したナビキシモルス（商品名サティベックス）の方が合成THCの単剤よりも効果が高く、副作用も少ないようですが、ナビキシモルスも大麻の吸入には及ばないようです。ナビキシモルスは舌下にスプレーして摂取します。内服すると肝臓で代謝を受けて

効果が弱くなるからです。舌下よりマリファナの喫煙で肺から吸入した方が効果の発現が早く、効き目も高いことが知られています。

米国では医療大麻が多くの疾患に使用されている

2015年現在、アメリカ合衆国では23州と首都のワシントンD.C.（コロンビア特別区）で医療大麻が合法化されています。

大麻の品種や株ごとに、含まれるカンナビノイドの成分比率やカンナビノイド以外の成分の量が異なり、薬効に違いがあるため、疾患ごとに適した大麻製剤を選択することが可能になっています。

通常、医療大麻の使用には処方箋が必要で、乾燥大麻として処方され、パイプに詰めてから燃焼させて成分を吸引します。州によって販売（配給）の方法が異なります。

合法化の程度は州によって異なり、適応疾患が限られている州もあれば、「医師が大麻で効果があると診断した全ての疾患」に適用される州もあります。

例えば、コロラド州では「悪液質、がん、慢性疼痛、慢性神経系疾患、てんかん、緑内障、HIV感染症／エイズ、多発性硬化症、吐き気」に使

用が許可され、バーモント州では「悪液質あるいは消耗症候群、がん、HIV 感染症／エイズ、多発性硬化症、けいれん発作、他の方法でコントロールできない疼痛や吐き気」に対して使用が許可されています。

一方、ワシントン D.C. では、コロンビア特別区のライセンスを持つ医師が必要と認めた全ての疾患に使用が許可されています。
カリフォルニア州でも医師が必要と認めた疾患で使用が許可されています。患者が申請し、州が承認すれば、医療大麻対象疾患と認められる州もあります。

これらの州では州政府公認の医療大麻販売所（ディスペンサリー）があり、患者はそこで良質な大麻を、安全に安価に安定的に入手できます。公認のディスペンサリーが未設の州では、患者による所持や栽培が条件付で許可されています。

このように、州によって合法化の程度は異なりますが、多くの州で使用が許可されている疾患は、医療大麻の効果がまず間違いない疾患と言えます。悪液質、がん、HIV 感染症やエイズ、緑内障、吐き気、慢性疼痛、多発性硬化症、てんかん、けいれん発作、クローン病やその他の炎症性腸疾患、アルツハイマー病、パーキンソン病、筋萎縮性側索硬化症（ルー・ゲーリッグ病）、C 型肝炎、心的外傷後ストレス障害（PTSD）などです。

これらの疾患の他にも、線維筋痛症、偏頭痛、筋ジストロフィー、ニュー

ロパチー、慢性炎症性脱髄性多発神経炎、痙縮（筋肉緊張亢進）、水頭症、アーノルド・キアリ奇形（脳の奇形の一種）、水脊髄症、間質性膀胱炎、狼瘡、重症筋無力症、ミオクローヌス、爪膝蓋骨症候群（Nail Patella Syndrome）、神経線維腫症、関節リュウマチ、ショーグレン症候群、脊髄疾患、脊髄損傷、脊髄小脳性運動失調、脊髄空洞症、神経根嚢胞、トゥーレット症候群、外傷性脳障害、脳振盪後症候群、病気の末期状態（医師が余命1年と診断した場合、ホスピスに入院中など）といった病名が上がっています。

1990年代からカリフォルニア州で大麻を多くの患者に使用して、その効果を観察したトッド・ミクリヤ医師がまとめた、大麻が有効な疾患のリストには約250種類の疾患が記載されています。

このように極めて多様な疾患に効果が期待できるとは、10年前には信じられなかったことですが、内因性カンナビノイド・システムが体内の多くの生理機能の制御に関わっていることが明らかになった現在では、不思議ではなくなっています。

大麻の医学的研究

PubMed（アメリカ国立医学図書館の国立生物工学情報センターが運営する医学・生物学分野の学術文献検索サービス）のサイトで、

Cannabis（大麻）で検索すると 14000 件以上の論文がヒットします（2015 年 7 月の時点）。大麻（Cannabis）の文献検索で 1960 年以降の文献の数をグラフにしたのが図 1 です。

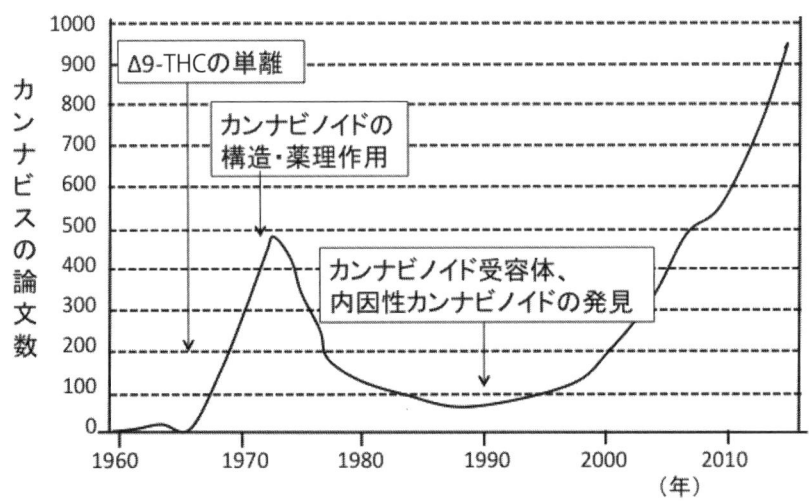

図1：1960 年以降のカンナビス（大麻）に関する年ごとの論文の数を示す。大麻の精神変容成分の△9テトラヒドロカンナビノール（△9-THC）が単離されたのが 1964 年で、大麻草の薬効成分のカンナビノイドの構造や薬効の研究が 1960 年代から 1970 年代にかけて行われて報告が増え、カンナビノイド受容体が発見された 1990 年ころから研究が盛んになって論文数が増えている。

　大麻草の医学研究の論文は 1960 年代から増えます。これは大麻草の薬効成分のカンナビノイドの発見と、その構造や薬効の研究が始まった

第1章 大麻の医療使用の歴史

からです。

大麻草の精神変容成分としてΔ9テトラヒドロカンナビノール（THC）が単離されたのが1964年です。その後カンナビノイドの構造や薬理活性に関する研究が行われました。

THCと他のカンナビノイド、特にカンナビジオール（CBD）との相互作用が明らかになったのが1975年ころです。

THCの精神変容作用などの薬効は、その量だけで決まるのではなく、CBDなど他の成分から影響を受けることが明らかになりました。

例えば、CBDはTHCの薬効を阻害する作用があるので、CBDの含有量が多いとTHCの効き目が弱くなります。しかし、これはTHCの精神作用の副作用を軽減する効果とも言えます。

CBDの含有量が多い医療大麻は、小児のてんかんの治療などTHCの精神作用が好ましくない場合での使用が期待されています。

1966年から76年が大麻研究のルネッサンスで、この間の大麻草の研究から、「天然のままの大麻草」が「安全かつ最良の」多数の疾患に有効な医薬品であることが証明されました。

大麻に独自に含まれる成分として約80種類のカンナビノイドが発見

されていますが、これらの成分が相互に作用し合って精神変容作用を含めて様々な薬効を示すことが明らかになったのです。

　最近の報告では、カンナビノイドだけでなく、大麻に含まれるテルペン類も大麻の薬効に関与していることが指摘されています。つまり、大麻の薬効と有用性は、単一の成分だけで説明できるものではなく、大麻全体として捉える必要があると言えます。

　1978年以降は論文数が減少します。これは1976年のフォード政権時には「薬物乱用に関する全米学会」（NIDA）とアメリカ麻薬取締局（DEA）が、大学機関や連邦保健機関が大麻草を研究することを事実上禁止し、天然の大麻草由来の抽出液の類いを医薬品として研究することも禁じたからです。

　その後、1990年代にカンナビノイド受容体CB1とCB2が発見され、その内因性のアゴニスト（受容体に特異的に結合する物質）である内因性カンナビノイド（アナンダミドなど）が発見され、大麻の研究は1990年代から急速に増加することになります。

　つまり、体内に存在する内因性カンナビノイド・システムの生体機能における重要性が明らかになり、大麻草成分のカンナビノイドの研究の必要性が高まってきたからです。

第2章　大麻はタバコや酒よりも害が少ない

大麻はタバコやアルコールよりも安全

　アンドリュー・ワイル（Andrew Weil）博士は、人間の治癒力を引き出す医療を提唱し、自然療法や代替療法の分野では最も影響力の強い研究者です。世界各地の伝統医療に造詣(ぞうけい)が深く、薬用植物に関しては世界的権威と言えます。

　ワイル博士は、1968年にボストン大学医学部で行った大麻吸引の臨床実験のデータをもとに、アメリカの政府機関や州議会や世界保健機関（WHO）などで大麻の医学的な効能について証言や助言を行っています。

　ワイル博士は、昭和54年の京都地方裁判所での大麻取締法違反事件で下記のように証言しています。

　「大麻を大量に摂取しても急性中毒症状は起こらないし、大麻の過剰摂取で死んだ人はいない」

　「ヘロインやモルヒネやアルコールは身体依存が見られるが、大麻には身体依存は生じない」

　「アルコールは人を攻撃的にさせ暴力的犯罪を引き起こすが、大麻は人々の攻撃性を低下させる」

第2章　大麻はタバコや酒よりも害が少ない

「普通の医薬品と比較しても大麻の安全性は高い」

「大麻はアルコールやタバコより安全で、しかも多くの病気に対して効果がある」

ワイル博士が35年以上前に発言したことはその後の多くの研究で確認されています。

大麻がアルコールやタバコよりも安全性が高いことはすでに医学的に証明されています。アルコールやニコチンは致死量がありますが、大麻には致死量は無いと言われています。大麻は人間の知る治療効果のある物質の中で、最も安全なものの一つとも言われています。

大麻には軽い精神的依存はあっても、身体的依存は無く、長期使用による健康被害もほとんど存在しないことが医学的に明らかにされています。精神的依存とは薬物摂取の継続を渇望する状態で、身体的依存とは薬物摂取をやめると種々の身体的異常（いわゆる禁断症状）が出てくる状態です。

大麻を吸うと酔ったような気分になりますが、それで病気になったり、粗暴になって周りに迷惑をかけたり、精神異常になってしまうことは実際としてはありません。一時的に記憶力や知的活動が低下することはありますが、アルコールと同じで、覚めれば元に戻ります。

1990年から2006年までのアメリカ合衆国の50州全ての犯罪率を追跡調査し、医療用大麻を合法化した州での犯罪率の変化を調査した報告があります。その結果、医療大麻法の施行が、殺人や強盗や暴行などの暴力犯罪を増やすことは無く、むしろ、殺人と暴行の犯罪率の減少に関係している可能性が強く指摘されています。飲酒は暴力犯罪を増やしますが、大麻にはそのようなリスクは無いと言えるのです。

　WHOからの報告（2011年）によると、アルコールとタバコが原因の疾患による死亡数は全死亡の12%を占めると推定されています。米国では喫煙による健康障害に対する医療費が1年間に960億ドル、アルコールの場合は、健康障害の他にアルコール関連の犯罪や社会問題に関する費用を含めると、トータルのコストは年間2000億ドルになると推定されています。つまり、タバコとアルコールによる健康や社会に対する被害は米国で1年間に30兆円を超えると推定されています。タバコやアルコールに比べると健康や社会に対する大麻の有害性は極めて低いと言えます。

大麻は幻覚も精神病も引き起こさない

　最近、大麻に関して「幻覚」という言葉がマスコミだけではなく医療関係者でも当たり前のように使われるようになってきました。以前は幻覚という言葉はLSDや幻覚きのこに使われましたが、大麻については

第2章　大麻はタバコや酒よりも害が少ない

使われませんでした。

　幻覚というのは、実在しないものが見えたり、実在しない音や声がはっきりと聞こえる症状であり、LSDなどの幻覚剤の服用や統合失調症などの精神病で起こります。

　大麻は幻覚剤には分類されていません。大麻の使用者で大麻使用中に幻覚を実感することは極めて稀で、大麻使用者で大麻を幻覚剤だと主張する人はいません。**大麻が幻覚を引き起こさないことは多くの臨床研究で示されています。**

　大麻使用者のごく少数に一時的な精神錯乱が見られることがあり、これを「大麻精神病」と言っていますが、海外では正式の病名としては認められていません。多くは1日以内におさまる急性の精神障害です。飲酒して酩酊しても「アルコール精神病」とは言いませんが、大麻を悪者にする立場の人には都合のよい病名になっています。大麻では酩酊して眠ってしまうことはあっても、アルコールのように記憶を失ったり暴力的になることはありません。
　米国で大麻が禁止された当時は、連邦麻薬局やメディアは「大麻は人を精神異常にして凶暴にし、暴力犯罪を増やし、社会が脅威にさらされる」と主張しました。しかし、この主張は全く根拠の無いものであることが多くの研究で証明されています。

過去には、大麻が精神障害の原因になるのではないかという懸念で多くの検討が行われていますが、いずれも、大麻の安全性を結論しています。

　英国がインドを植民地支配していたころ、インドにおける大麻使用が精神異常を増やすのではないかという懸念が広がりました。そこで英国とインド政府の高官や医学専門家からなる委員会が設立され、インド国内の全ての精神病院を対象に調査が行われ、1894年にその調査の結果が公表されました。

　このインド大麻委員会の結論は、「精神病のほとんどのケースで大麻が原因とは考えられない。大麻が原因と思われるわずかな症例でも病気は短期的で、薬物の使用を止めることによって回復可能であった」、「大麻の適量な使用においてはほとんど例外なく無害で、場合によっては有益でさえあり、乱用してもアルコール乱用の場合ほどには害にならない」というものでした。

　ニューヨークではラガーディア市長が大麻の有害性について委員会を設立して調査を行い、その結果を1944年に報告しています。その結論は「大麻の長期使用は肉体的・精神的・道徳的な退行につながらず、継続的に使用した場合でも、何らかの永続的な有害効果は認められない」というものでした。**大麻の使用と犯罪との間には関連は無く、大麻が暴力行為を引き起こすことは無いことを報告しています。**

第2章　大麻はタバコや酒よりも害が少ない

　英国では、不法薬物の規制にあたる英国内務省が薬物依存諮問委員会を設立し、1968年に検討結果を報告しています（ウットン報告）。このウットン報告では、インド大麻委員会やニューヨーク市長委員会が出した「大麻を長期に使用しても適度なら害は無い」という結論を全員一致で賛成しています。

　さらに、前ペンシルバニア州知事レイモンド・シェーファーが委員長を務めた全米大麻・薬物乱用委員会（別名　シェーファー委員会）が1972年に出した報告でも、「マリファナが原因の精神異常のケースはほとんど無い」、「大麻が各種犯罪を誘発したり、ヘロインなどの危険な麻薬の乱用を増やすなどの説には根拠が無い」と断定しています。

　もし、大麻使用が精神障害の原因になるのであれば、大麻使用の広がりとともに精神障害が増えていなければなりません。米国では大麻使用は1960年代から大幅に増えていますが、精神病の患者が大幅に増加しているというデータはありません。

　最近の研究では、不安障害や抑うつや外傷後ストレス障害などの精神疾患に大麻が有効であることが報告されています。適度に使用するのであれば、有用性はあっても有害性はほとんど無いというのが、科学的な結論だと言えます。

ランセットは大麻よりタバコの方が健康に悪いと断言している

　オランダは国連麻薬単一条約（1964年）に調印し、法律でも大麻が違法であることがはっきりしています。しかし、オランダ政府は1976年に、少量の大麻の所持や販売を含む違法行為に対しては法律規定を執行しない政策をとることを決めています。つまり、大麻の使用は「非合法」ですが、少量の所持や個人使用に関しては処罰しない「非犯罪化」の政策をとっています。

　大麻をタブーにして地下社会に押しやるより、非犯罪化して許容する方が社会に対する有害性は低いという考えです。大麻の売買を、コカインやヘロインなどの有害性の高い麻薬の供給源から切り離すことをねらっています。

　オランダでは、個人使用のために合法的に大麻を販売できる小売店があり、「コーヒーショップ」と呼ばれています。コーヒーショップでは大麻を購入後、店内で大麻を摂取したり、飲み物や食事もとれて、ゆっくり過ごせます。

　コーヒーショップでの大麻の販売取引の上限量は、初めは30gでしたが、1995年に5gとなりました。その理由は政治的なものでした。

　このとき、英国の臨床系学術雑誌としてはトップレベルの「ランセッ

第2章　大麻はタバコや酒よりも害が少ない

ト（Lancet）」の編集部は「Deglamorising cannabis（奪われゆく大麻の魅力）」という論説を発表しています（Lancet 346〈8985〉1241, 1995年）。この論説では大麻が医学的に極めて安全であることをはっきりと述べています。

　この論説の最初に「大麻の吸引は、たとえそれが長期間に及ぶものでも、健康には害は無い」と断言しています。また、「大麻を使用する人に健康上の害は何も無い。大麻を禁止する法律が無くても犯罪は増えない」とも述べて、大麻の非犯罪化や合法化を認めるべきだと言っています。

　大麻を禁止する科学的根拠もメリットも無いという主張です。

　ランセットは2003年にタバコは非合法化すべきだと主張しています。つまり、医学的権威は大麻よりタバコの方が健康や社会に対する有害作用ははるかに強いと断言しているのです。

実際に、タバコの喫煙による疾病の増加が医療費高騰の主要な原因であることは常識になっています。**大麻よりタバコの方が健康にも社会にも害を及ぼしているのに、タバコが合法で大麻が違法であるのは合理的とは言えません。**

大麻は致死量が無い

　大麻に有害性は無いと断言した1995年の「Lancet（ランセット）」のEditorial（論説）については前述しました。ランセットはイギリスの臨床系学術誌ですが、ランセットと双璧をなす米国の臨床系雑誌が「The New England Journal of Medicine（ニューイングランド・ジャーナル・オブ・メディシン；NEJM）」です。これは、マサチューセッツ内科外科学会が発行する臨床系雑誌で、世界で最も長い歴史を誇り、最も多く引用されている学術雑誌です。

　1996年にカリフォルニア州では住民投票で医療大麻の使用が認められましたが、連邦法は医療大麻の使用を認めていないため、麻薬取締局が医師に医療大麻を使用しないように圧力をかけてきました。

　この事態に対して、1997年にNEJMの当時の編集長のジェローム・P・カシラー博士（Jerome P. Kassirer）が『Federal Foolishness and Marijuana（連邦政府の愚かさとマリファナ）』というタイトルの論説を書いています（N Engl J Med. 336〈5〉366-367, 1997年）。カシラー博士は著明な臨床家で1991年から1999年までNEJMの編集長を勤めています。この論説の中で、カシラー博士は次のように言っています。

　「重病の患者にマリファナを処方することによって患者の苦痛を緩和しようとする医師の行為を禁じる連邦政府の政策は、誤った指導であ

り、非情で非人道的であると私は確信している。

　マリファナを長期間使用すると何らかの有害作用が出る可能性はあるかもしれないし、マリファナの使用が依存性を引き起こす可能性はある。しかし、そのような重病の患者にとっては長期的な副作用も依存性も関係の無いことである。」

「強度の疼痛を緩和するために医師はモルヒネやメペリジン（合成オピオイドの一種）を処方することが合法的に認められているのに、マリファナの処方が禁止されているのは間違っている。
　モルヒネやメペリジンは症状を緩和する用量（有効量）と死に至る服用量（致死量）の差が非常に狭い。しかし対照的に、マリファナを多く吸っても死ぬことは無い。」

「連邦政府はマリファナの薬物分類をスケジュールⅠ（医学的用途が無く、濫用の危険がある）からスケジュールⅡ（依存性の可能性はあるが医学的用途がある）に変更し、それに従って規制を考えるべきである。」

　米国では、規制薬物はその取り扱いのレベルでスケジュールⅠからⅤの５段階に分類されており、大麻はヘロインと同じスケジュールⅠに分類されています。スケジュールⅠは医学的用途が無く、濫用の危険があり、安全性の証拠が無いとされるもので、スケジュールⅠ物質はどのような理由であれ使用できないので、処方箋に書かれることは無いのが原

則です。スケジュールⅡは濫用の危険はあるが医学的用途が認められる薬物となるので、医療目的での使用が合法になります。モルヒネは麻薬ですが、鎮痛作用という医療用途があるという判断でスケジュールⅡに分類されています。

この点に関して、ジェローム・カシラー博士は、はっきりと「大麻（マリファナ）がスケジュールⅠの規制薬物に分類されていることは、医学的にも常識的にも法律的にも間違っている」という意見を述べています。

米国では現在、州法で医療大麻が使用できるようになっている州が増えていますが、連邦法は頑に大麻の使用を認めていません。大麻に医学的用途があるのは明白なのに、スケジュールⅠからスケジュールⅡへ変更できない、あるいは故意にしない理由は政治的なものかもしれません。

またこの論説の中で「モルヒネのようなオピオイドは致死量があるが大麻はいくら吸っても死なない」ということが書いてあります。

実際にテトラヒドロカンナビノール（THC）の致死量を検討した動物実験でも、THCの致死量が極めて多いことが報告されています。

例えば、ラットを使った実験では1回の経口投与で50%のラットが死亡する量（50%致死量）は体重1kg当たり約1000mgです。犬やサ

第 2 章　大麻はタバコや酒よりも害が少ない

ルではもっと高く 1 回の経口投与による 50% 致死量は体重 1 kg 当たり 3000mg 以上と報告されています。人間に注射で THC を投与した場合の致死量は体重 1 kg 当たり 30mg と推定されています。体重 70kg の人で 2100mg の THC になります。合成 THC 製剤での 1 日摂取量（経口投与）は 10 〜 20mg 程度です。大麻の過剰摂取による死亡例は今まで報告が無いと言われています。大麻を喫煙した場合、致死量に達する量の 100 分の 1 以下の摂取量で眠ってしまうため、大麻の過剰摂取で死ぬことはあり得ないと言えます。

米国では医薬品（処方薬）の過剰投与による死亡者数が増えていますが、原因薬として最も多いのがモルヒネなどのオピオイド系鎮痛薬で年間 16000 人を超えています。このオピオイド系鎮痛薬による死亡者数は、医療大麻が合法化された州では減少していることが報告されています（第 5 章参照）。

大麻にはモルヒネのような呼吸抑制が無い

詳細は第 5 章で解説しますが、モルヒネと大麻の Δ 9-テトラヒドロカンナビノール（THC）の鎮痛作用のメカニズムは基本的に同じです。オピオイド受容体もカンナビノイド受容体（CB1 と CB2）もともに G タンパク質共役型受容体で、受容体が刺激されてからの細胞内シグナル伝達は類似しています。

しかし、中枢神経系におけるそれぞれの受容体の分布の違いが依存性や安全性（呼吸抑制の有無）の違いの理由になっています。

　モルヒネ及びその他のオピオイド系鎮痛薬はオピオイド受容体に作用して鎮痛、傾眠、呼吸抑制、消化管運動抑制、自律神経系変化などの薬理作用を発現しますが、モルヒネを長期に使用すると次第に作用の低下が起こり、同じ効果を得るのにより多くの服用が必要になってきます。これを耐性（tolerance）と言います。

　薬物耐性のメカニズムで最も多いのが、薬剤を反復使用しているうちにその薬物の薬物代謝系が活発になって、分解が促進するので、服用量を増やさないと同じ効果が得られないという作用です。

　さらに、受容体作動薬の場合は、受容体機能の変化による感受性低下によって耐性が生じることが知られています。特にGタンパク質共役型受容体ファミリーの場合については、受容体のリガンド（作動薬）に対する親和性の低下、受容体とGタンパク質の脱共役、受容体の細胞内移行による細胞表面からの受容体の消失、受容体の数の減少などが耐性発現に関与しています（Gタンパク質共役型受容体やカンナビノイド受容体については第3章で解説します）。

　体には様々なフィードバック機構がありますが、このような受容体感受性の低下もその一つです。受容体が過剰に刺激されると体の恒常性や

第2章　大麻はタバコや酒よりも害が少ない

平衡状態を維持するために、「受容体のスイッチを切る」という制御を生体は行うのです。

　さらに、最近の研究では、オピオイドの長期使用によって脊髄後角や中脳水道周囲灰白質領域のミクログリアやアストロサイトが活性化され、下降性疼痛抑制系（大脳辺縁系からの下行性のニューロンが、脊髄後角における末梢神経と脊髄神経の間のシナプス伝達を制御する経路）が抑制される結果、オピオイドの鎮痛効果が減弱するという報告があります。例えば、モルヒネの慢性投与によって中脳水道周囲灰白質領域においてミクログリアの活性化が観察され、ミクログリアの活性を阻害する薬を投与するとモルヒネ耐性が抑制されるという報告があります（図2）。

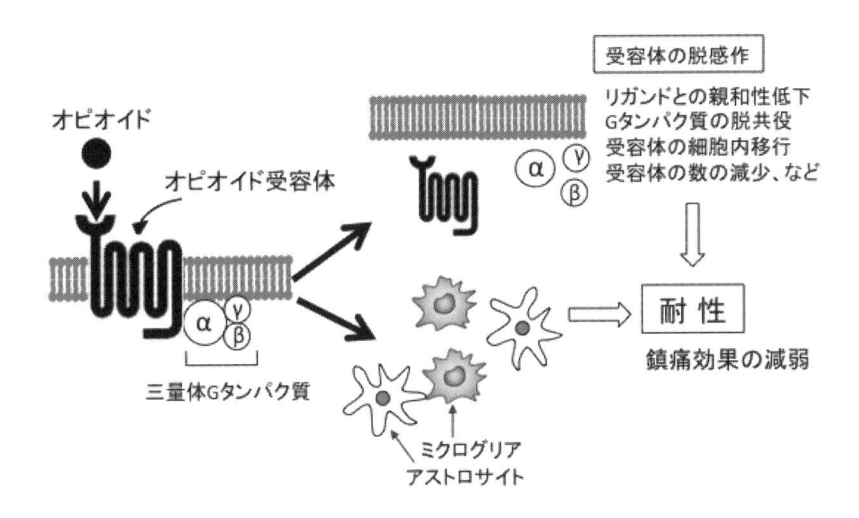

図2：オピオイド受容体が長期に刺激されると、次第に耐性ができて、同じ鎮痛効果を得るのにより多くの量が必要になる。この耐性の獲得のメカニズムとして受容体の脱感作（感受性の低下）がある。これは受容体のリガンド（作動薬）に対する親和性の低下、受容体とGタンパク質の脱共役、受容体の細胞内移行による細胞表面からの受容体の消失、受容体の数の減少などによって起こる。さらにオピオイドを長期に使うと、中脳水道周囲灰白質領域や脊髄後角のミクログリアやアストロサイトの活性化などによって、疼痛抑制系が抑制される結果、オピオイドの鎮痛効果が減弱するという報告がある。
これらの複合的な変化によってモルヒネの鎮痛効果は次第に減弱し、モルヒネ耐性が生じる。

　モルヒネ耐性によって、必要な鎮痛効果を得るためにモルヒネの服用量が増えると、次第に依存性を引き起こし、さらに服用量が増えるという悪循環を起こします。

　延髄の呼吸中枢にはオピオイド受容体が多く存在し、モルヒネには延髄の呼吸中枢を抑制して呼吸抑制を引き起こす作用があります。これがモルヒネなどのオピオイド系鎮痛薬による死亡の原因になっています。

　がん以外の慢性疼痛に対するオピオイドの処方が増えている米国で、薬剤の過剰投与による死亡で最も多いのがオピオイド系鎮痛薬です。米国では、オピオイド系鎮痛薬の過剰投与による死亡が、1999年には4400人、2010年には16,000人という統計が報告されています。オピ

オイド鎮痛薬による死亡数が年々増加していて問題になっています。

薬物は、効果を発揮する用量（薬効量）と死亡する用量（致死量）の差が大きいほど安全性が高いと言えます。

例えば、アルコールは普通に酔う量が33g（22〜40g）で、致死量が330g（276〜455g）というデータがあります。この場合、致死量と薬効量の比率は10になります。

このような致死量：薬効量の比率はヘロインが6、コカインやモルヒネは15、ニコチンが50、カフェインが100、大麻（マリファナ）は1000以上と考えられています。

つまり、モルヒネは安全域が狭いので、耐性や依存によって過剰に服用すると、死亡の原因になりやすいと言えます。一方、THCは延髄の呼吸中枢に作用しないため、呼吸を抑制する作用はありません。オピオイドに比べて大麻の安全性が高いのは、延髄の呼吸中枢に作用しないというのが主な理由になっています。

医療大麻が認可されている米国の州では、オピオイド系鎮痛薬による死亡数が減っているという報告があります。大麻はオピオイドと同様の鎮痛作用があるにもかかわらず、大麻の安全域は極めて広いので、大麻で死亡することは無いためです。

大麻は耐性ができにくい

　前述のように、受容体が過剰に刺激されると、生体は受容体のスイッチを切るようなメカニズムで過剰な反応を防ごうとします。すなわち、受容体のリガンド（作動薬）に対する親和性の低下、受容体からのシグナル伝達系の抑制、受容体の細胞内移行による受容体の数の減少などが起こります。これが薬剤耐性の発現に関与しています。

　したがって、Gタンパク質共役型受容体であるカンナビノイド受容体に作用するTHCにも耐性はできます。大量に使用しているヘビーユーザーの場合は耐性ができることが確認されています。
　カンナビノイド受容体のCB1への長期の刺激で、CB1受容体とGタンパク質の脱共役、受容体の細胞内への移動や分解の促進が見られています。前述の「受容体が過剰に刺激されると受容体のスイッチを切る」というメカニズムが大麻の場合も働きます。実際に、日常的な大麻使用者は脳のCB1受容体の量が減少することが陽電子放射断層撮影イメージング法で確認されています。

　しかし、多発性硬化症に大麻抽出製剤のナビキシモルス（商品名：サティベックス）を長期間投与した臨床試験では、2年間投与しても耐性はできなかったという結果が報告されています。

　ナビキシモルスはΔ9-テトラヒドロカンナビノール（THC）とカン

ナビジオール（CBD）をほぼ同量含む大麻抽出エキスを製剤化したものです。THC以外のカンナビノイド（カンナビジオールなど）やテルペン類がグリア細胞やアストロサイトの活性化を抑制したり、耐性獲得を抑制する作用があるためという考えがあります。

THCを単独で使用するより植物としての大麻そのものを使用する方が耐性ができにくいことを示唆する実験結果が報告されています。

大麻は脳内報酬系への作用が弱い

人間を含めて動物は「気持ちがよい」とか「快感」を求めることが行動の重要な動機になります。このような快感が生じる仕組みは脳内にあり、「脳内報酬系」と呼ばれています。

脳内報酬系は、人や動物の脳において、欲求が満たされたとき、あるいは満たされることが分かったときに活性化し、その個体に快感の感覚を与える神経系です。

腹側被蓋野から側坐核、及び、前頭前野などに投射されているA10神経系（中脳皮質ドーパミン作動性神経系）と呼ばれる神経系が脳の快楽を誘導する「脳内報酬系」のメインの経路となっています（図3）。

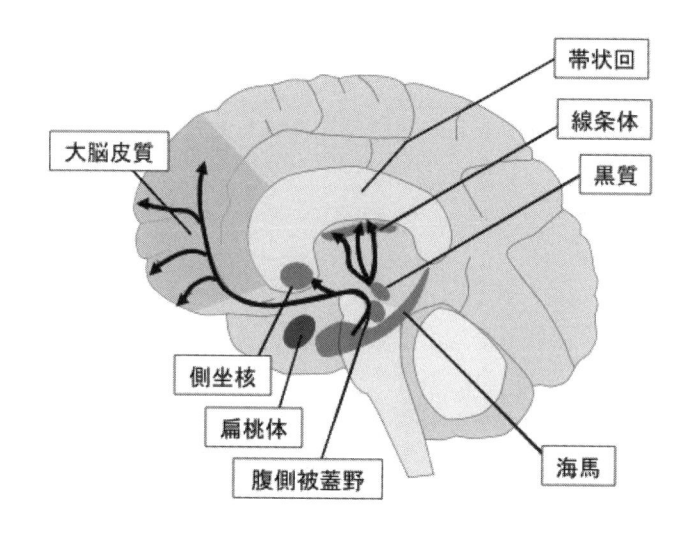

図3：中脳の腹側被蓋野にはA10細胞集団と呼ばれるドーパミン作動性ニューロン（神経伝達物質としてドーパミンを放出する神経細胞）が多く存在する。側坐核は快楽中枢の一つ（報酬系）に属する神経核で、腹側被蓋野のドーパミン投射を受け、前頭前野に投射して快感を感じる。この神経経路は脳内報酬系と呼ばれている。

　ラットの実験で、この神経系に電極を埋め込んで電気刺激をすると、ラットは盛んにレバーを押して電気刺激を求めたことから、この神経系が活性化すると快感を感じることが発見されました。
　脳内自己刺激という実験系です。

第2章　大麻はタバコや酒よりも害が少ない

　A10神経系で主要な役割を果たす神経伝達物質がドーパミンです。ドーパミンはアミノ酸のチロシンから作られるアミンの一種で、人間の脳機能を活発化させ、快感を作り出し、意欲的な活動を作り出す神経伝達物質です。

　A10神経系が刺激されると、ドーパミンが放出され、脳内に心地良い感情が生ずると考えられています。

　この脳内報酬系システムは、正常な快感（食事やセックスなど）とともに、麻薬や覚醒剤のような薬物による快感や、そのような薬物への依存の形成にも関わることが知られています。
　脳内報酬系においてドーパミン放出を促進し快感を生じると、それが条件付け刺激になって依存症や中毒という状態になります。

　コカインのような覚醒剤やモルヒネなどの麻薬のように依存性を持つ物質は、ドーパミン神経系（脳内報酬系）を活発にします。
　このような依存性のある薬物は連用すると、薬剤耐性によって同じ量を摂取しても快感の度合いが次第に小さくなります。そのため、快感を得るためにさらに摂取量を増やすようになります。
　さらに、その薬物が入ってこなくなると、ドーパミン神経系が低下し、不安症状やイライラ感などの不快な気分が生じます。これが禁断症状（離脱症状）です。

このように、脳内報酬系を活性化する薬物では、次第に摂取量が増えることや離脱症状の存在、その薬物の摂取を渇望することなどが特徴です。

　オピオイド、コカイン、アンフェタミン、ニコチン、アルコールの全てが脳内報酬系のドーパミンの生産を増やす作用があります。

　大麻も脳内報酬系を活性化する作用があります。GABA（γアミノ酪酸）作動性ニューロンは脳内報酬系のドーパミンの放出を抑制していますが、CB1受容体アゴニスト（作動薬）はGABA作動性ニューロンからのGABAの放出を抑制します。GABAニューロンを抑制すると中脳腹側被蓋野から出ているA10神経のドーパミン分泌が促進されて快感が増強することになります。

　モルヒネもGABAを放出している神経でのGABAの放出を抑制してドーパミンの産生を増やします。したがって、大麻でもモルヒネでも同様なメカニズムで脳内報酬系のドーパミン放出を高めて、快感を得ています。

　しかし、モルヒネに比べて大麻による脳内報酬系の活性化作用は弱いと言われています。その理由はまだ不明ですが、一つのメカニズムとしてカンナビジオール（CBD）がTHCによる報酬系の活性化を抑制している可能性が指摘されています。CBDがオピオイドやコカインや覚醒

第2章 大麻はタバコや酒よりも害が少ない

剤やニコチンなどの依存の治療に効果があるという報告もあります。

　ラットの実験で、モルヒネによる脳内報酬系の亢進作用をCBDが抑制し、そのメカニズムとして背側縫線核のセレトニン受容体の5-HT1A受容体をカンナビジオールが活性化するというメカニズムが報告されています。CBDには5-HT1Aの作動薬としての作用があり、この作用がモルヒネによる報酬系活性化を抑制する作用に関与しているというメカニズムです。

　禁煙の意志のある喫煙者に、タバコが吸いたくなったときにCBDをエアゾルで吸入させると、喫煙したタバコの量が40％ほど減少したという臨床試験の結果が報告されています。

　大麻はTHCによる脳内報酬系の活性化による多幸感が得られ、CBDなど他の成分によって依存が起こらないようブレーキをかけているような感じです。このような複数の成分による相互作用によって脳内報酬系への活性化作用が適度に制御されていることが大麻に依存性が低いことの理由の一つと言えそうです。

大麻の依存性はカフェインより弱い

　大麻の医療用途や安全性に関する研究が進み、日本でも医療大麻の使用の許可を求める意見が増えています。しかし一方、大麻は犯罪や濫用や中毒と言った危険なイメージと結び付けられがちです。その結果、大麻に関する偏見や誤解も多くあります。

　マリファナは一度吸うと中毒になるとよく言われていますが、前述のようにマリファナには身体的依存は無いので中毒になる可能性は低いと言えます。

　1994年に国立薬物乱用研究所（National Institute of Drug Abuse）のジャック・ヘニングフィールド（Jack Henningfield）博士とカリフォルニア大学のニール・ベノウィッツ（Neal Benowitz）博士がアルコール、ニコチン、コカイン、ヘロイン、カフェインの5つの物質とマリファナを比較した際、離脱症状、耐性、依存性という点においてマリファナは最も低いという結果になりました。

　依存性（薬の使用を止められない状態になること）の強さは、強い方からニコチン、ヘロイン、コカイン、アルコール、カフェイン、マリファナの順番です。

　離脱症状（連用している薬物を完全に断ったときに禁断症状が現れる

ことで、身体依存を意味する）もこれらの中でマリファナが最も弱く、カフェインよりも離脱症状は弱いと薬物乱用の専門家は評価しています。

つまり、大麻は酒やタバコやコーヒーより中毒になりにくいことは医学的に証明されているのです（表1）。

	離脱症状		切望感		耐性		依存性		陶酔性	
	NIDA	UCSF	NIDA	UCSF	NIDA	UCSF	NIDA	UCSF	NIDA	UCSF
ニコチン	3	3	4	4	2	4	1	1	5	6
ヘロイン	2	2	2	2	1	2	2	2	2	2
コカイン	4	3	1	1	4	1	3	3	3	3
アルコール	1	1	3	3	3	4	4	4	1	1
カフェイン	5	4	6	5	5	3	5	5	6	5
マリファナ	6	5	5	6	6	5	6	6	4	4

＊それぞれの強度を、順位で示す。1が最も強く、6が最も弱い

離脱症状（Withdrawal）：連用している薬物を完全に断ったときに禁断症状が現れること。身体依存を意味する。
切望感（Reinforcement）：薬の使用を止められない状態。精神依存を意味する。
耐性（Tolerance）：長期の薬物使用によって、同じ効果を得るために摂取量が増えていくこと。
依存性（Dependence）：薬の使用を止められない状態になること。健康に害があ

ると言われても続ける度合い。
陶酔性（Intoxication）：気持ちよく酔う状態で、その結果、本人や社会に及ぼす害の程度。

NIDA：国立薬物乱用研究所（National Institute of Drug Abuse：NIDA）のジャック・ヘニングフィールド（Jack Henningfield）博士の評価
UCSF: カリフォルニア大学サンフランシスコ校（University of California at San Francisco:UCSF）のニール・ベノウィッツ（Neal Benowitz）博士の評価
（出典：Cannabis in Medical Practice: edited by Mary Lynn Mathre, MacFarland 1997）

　マリファナ（大麻）の喫煙はタバコと同様に肺がんのリスクを高めるという意見があります。しかし、マリファナ喫煙のヘビーユーザーでさえ、肺がんのリスクが高まる傾向は認められておらず、マリファナの摂取と肺がんの発生リスクの因果関係は否定されています。習慣的なマリファナの喫煙が慢性閉塞性肺疾患の発症を増やすことも認められていません。

　公益財団法人「麻薬・覚せい剤乱用防止センター」という厚生労働省の外郭団体が国民に発している大麻草の弊害の情報は現在では科学的根拠がまったく無いものと言わざるを得ません。

　このセンターのホームページの大麻の説明では、『大麻を乱用すると

気管支や喉を痛める他、免疫力の低下や白血球の減少などの深刻な症状も報告されています。また「大麻精神病」と呼ばれる独特の妄想や異常行動、思考力低下などを引き起こし普通の社会生活を送れなくなるだけではなく犯罪の原因となる場合もあります。また、乱用を止めてもフラッシュバックという後遺症が長期にわたって残るため軽い気持ちで始めたつもりが一生の問題となってしまうのです。』と記載されています。

　米国国立薬物乱用研究所のジャック・ヘニングフィールド博士らの「マリファナはアルコールやニコチンやカフェインよりも依存性や離脱症状が弱い」という見解とはかなり異なります。マリファナ喫煙者が圧倒的に多いアメリカからの研究結果の方が正しいと考えるのが妥当だと思います。

マリファナはハードドラッグの使用を誘導しない

　大麻の合法化に反対する意見の一つに、マリファナを合法化すると未成年者の使用が増えるのではという危惧もあります。これも、最近の研究で否定されています。すなわち、嗜好用大麻を解禁しているコロラド州では、高校生のマリファナ使用がマリファナ合法化後は減っていることが明らかになっています。ブラックマーケットが駆逐され、未成年者などへの不適切な販売が減ったためと考えられています。

オランダの調査では、非犯罪化から20年がたっても、オランダの若者の大麻使用量は他のヨーロッパ諸国と同レベルであり、米国のそれより低いレベルのままです。

　マリファナはコカインやヘロインといった「ハードドラッグ」の使用リスクを高める「入門薬物（Gateway drug）」であるという意見もあります。

　「入門薬物（ゲートウェイ・ドラッグ）」というのは、大麻のような「ソフトドラッグ」の使用が、コカインやヘロインのようなより麻薬性の強い「ハードドラッグ」の使用を誘導するための入口となる薬物のことです。大麻の使用が、より依存性が高い薬物の使用を誘導するという理論です。大麻の使用に対して否定的な行政や団体やメディアにより用いられ、このような考え方は「ゲートウェイ理論」や「飛び石理論」などと呼ばれています。

　しかし、大麻がハードドラッグの入門薬物になるという考えはアメリカ精神医学会などが否定しています。マリファナ使用者の数が増えても、コカインやヘロインの使用者の数は変化していないという調査結果が出ています。マリファナがハードドラッグの入門薬物であれば、マリファナの使用者増加とともにコカインやヘロインの使用者も増えるはずですが、その数は連動していないということです。

第2章　大麻はタバコや酒よりも害が少ない

　そもそも、大麻のゲートウェイ理論は大麻禁止法の中心人物であった麻薬取締局のハリー・アンスリンガー局長が何の根拠も無く広めたことが明らかになっています。米国で大麻が禁止になった1937年当時は、大麻が人を凶暴にするという理由を禁止の根拠にしていたのですが、その後の研究で大麻は人を暴力的にしないことが明らかになってくると、大麻が危険であるとする主張を維持するためにゲートウェイ理論が持ち出されたと言われています。つまり、大麻がゲートウェイドラッグだという意見は、初めから何の根拠も無かったのです。

米国では嗜好用大麻も解禁になってきた

　アメリカ合衆国のコロラド州では、2013年1月5日に大麻の所持と栽培が合法化されました。大麻の販売についてはライセンスや流通の規制や準備のため1年遅れて解禁され、2014年1月に大麻使用は娯楽用でも完全に合法化されています。

　大麻が合法化されたことで、ブラックマーケットが無くなり健全なマーケットが生まれ、大麻産業での雇用も増えています。大麻の販売により大麻目的の観光客や州の税収も増えています。

　大麻合法化に伴って未成年者の使用が増えるのではないかという懸念がありましたが、コロラド公衆衛生・環境局が行った調査では大麻を

使ったことのある高校生は減っているという結果が得られています。闇の売人（ブラックマーケット）が駆逐されることで販売が正規ルートに収束し、それによって未成年者などへの不適切な販売が減ったためと考えられています。

2014年1月27日号のザ・ニューヨーカー（The New Yorker）という米国の週刊誌に記載されたアメリカ合衆国のオバマ大統領へのインタビューの中で、オバマ大統領は「大麻が酒より有害だとは思わない」という趣旨の発言をしています。

ワシントン州やコロラド州を始めとするアメリカ合衆国内の大麻合法化への動きについて質問され、オバマ大統領は「中産階級の若者たちが大麻を吸っても処罰されないのに、黒人やヒスパニック系などのマイノリティの若者たちが大麻を理由に不当な逮捕や監禁に合っていることが問題だ」と述べます。また、「多くの人々が大麻に関する法律を一、二度は破っているのに、一部の人だけが罰せられているという社会状況は望ましくないので、大麻の合法化の進展は重要だ」とも述べています。実際、オバマ政権はコロラド州とワシントン州での娯楽用大麻の合法化を止めるつもりが無いことを表明しています。

大麻の嗜好用使用はコロラド州と同時期にワシントン州でも合法化され、さらに新たにオレゴン州、アラスカ州、ワシントンDCで合法化されています。日本では大麻に関する議論は、覚醒剤やヘロインなどの麻

第2章　大麻はタバコや酒よりも害が少ない

薬と同一視されて「ダメ・ゼッタイ」のスローガンのもとで完全な悪者扱いとなっています。

しかし、アメリカ合衆国を始め世界中の国々で起こっている現実の動きから目を背けることはできなくなってきています。**少なくとも、大麻の医療使用を禁じる合理的な理由はもはや無いと断言できます。**

日本国民の多くは「大麻は安全で医療効果がある」という事実を知らされていないと言えます。

精神変容作用の負の部分だけが強調され、麻薬のレッテルを貼られ、日本人は「大麻は危険な植物」と洗脳されています。

大麻がいかに安全であるかは、前述のように世界のトップレベルの医学権威が認めており、医学の常識となっています。

第3章　大麻草成分に反応する体内システム

受容体が外部の情報を細胞内に伝える

　一般的に人体の細胞の数は約60兆個と言われていますが、最近の論文では約37兆個と報告されています。(Annals of Human Biology, 40(6): 463-471, 2013年)

　体の大きさ（体積）によって体を構成する細胞の数も変わりますが、凡そ30〜40兆個という膨大な数の細胞が人体の様々な働きに関わっていることになります。

　特定の機能を持った細胞が集まって、脳や心臓や肺や肝臓などの臓器や組織を形成しています。これらの細胞は、各種のホルモンや増殖因子や生理活性物質などからの情報を受け取り、組織内で定められた役割を果たしています。

　細胞は生物体を構成する基本単位で、細胞膜によって覆われてそれぞれが独立しています。したがって、多くの細胞が共同して働くためには細胞間で情報を伝達する仕組みが必要です。それが「受容体」と「リガンド」という情報伝達法です。

　細胞には、受容体（レセプター）と呼ばれるタンパク質が存在して、物理的及び化学的な刺激を認識して細胞に応答を引き起こします。このとき、受容体に結合して細胞応答を誘導する情報伝達物質（体内成分及

　　　　　　　　　　　　　第3章　大麻草成分に反応する体内システム

び薬剤）をリガンド（ligand）と呼びます。

　細胞の受容体は一種の「鍵穴」のようなものであり、その受容体に特異的に結合して細胞に刺激を与えるリガンドは、鍵穴に対する「鍵」のようなものと理解できます。

　細胞はリガンドが結合した受容体からの信号を認識すると、その応答として、蛋白合成や細胞分裂や細胞死などの反応を起こすのです。

　受容体は脂質二重層の細胞膜を貫通するように存在し、細胞外の刺激や情報を細胞膜で囲まれた内部に伝える役割を担っています。

　受容体の細胞外側には、特定のシグナル分子（ホルモンや増殖因子や医薬品など）が結合できる「鍵穴」のような構造が存在し、その鍵穴にシグナル分子が結合すると、それが引き金になって様々な化学反応が細胞内で引き起こされます。

　この連鎖的な反応を通じて情報が細胞内に伝達され、最終的に特定の機能を持ったタンパク質の遺伝子発現を促進したりして、細胞の生理機能の変化を引き起こします。このような一連の経路をシグナル伝達経路と呼びます（図4）。

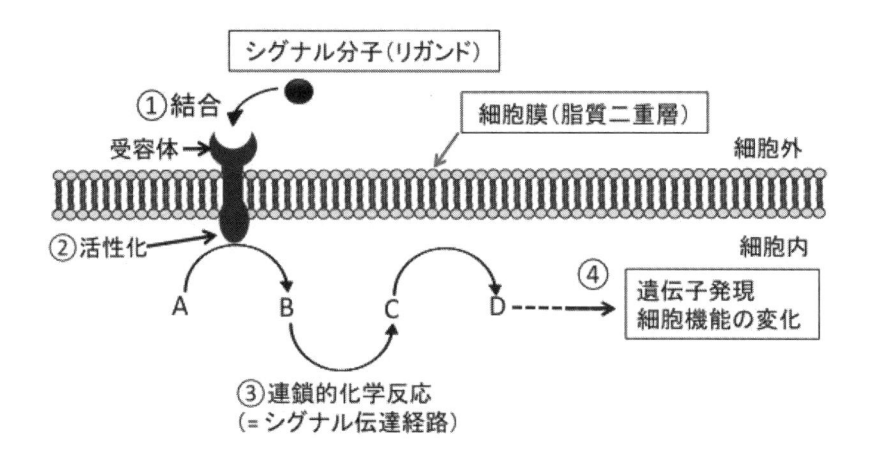

図4：細胞は脂質二重層から成る細胞膜によって細胞外と細胞内が分けられている。細胞膜を貫通するように存在する受容体に特有に結合するシグナル分子(リガンド)が結合する（①）と、その受容体は活性化し（②）、連鎖的な化学反応を引き起こす（③）。このようなシグナル伝達によって細胞外の情報が細胞内に伝達され、最終的に特定の機能を持った遺伝子の発現や酵素の活性化などによって、細胞機能に変化が生じる（④）。

受容体の働きを高めるアゴニストと阻害するアンタゴニスト

　体を構成する細胞や組織の働きは、様々な受容体とそれらのリガンドによる多数のシグナル伝達系のネットワークによって制御されています。これらのシグナル伝達系には多数の酵素や化学伝達物質などが関わっており、これらの細胞成分の産生や働きに影響する物質は、細胞や

第3章　大麻草成分に反応する体内システム

組織の働きを変えることができます。

　細胞の受容体とリガンドによる情報伝達の仕組みを利用した医薬品が数多く開発され、病気の治療に使われています。

　受容体へ作用する薬には二通りあり、一つは受容体の機能を高めるもので「アゴニスト（作用薬あるいは作動薬）」と呼ばれ、もう一つは逆に受容体の機能を阻害することによって効果を発揮する薬で「アンタゴニスト（拮抗薬あるいは遮断薬）」と呼ばれます。

　アゴニストは受容体分子に結合して本来の伝達物質やホルモンと同様の作用を示し、アンタゴニストは受容体とリガンドの相互作用を邪魔して受容体の働きを阻害する物質です（図5）。

　受容体の他に、細胞内の化学反応の触媒の働きをする「酵素」の働きを高めたり抑制することによって細胞機能に働きかける医薬品もあります。この場合も、鍵（薬）と鍵穴（酵素）の関係で相互作用して酵素活性に変化を及ぼします。

　このように多くの薬は、もともと私たちの体が持っている機能を、亢進するか減弱することによって効果を発揮します。つまり、受容体や酵素の働きを高めたり弱めたりする物質が薬の候補になるのです。

このような薬のターゲットとなる分子(受容体や酵素など)は、病気の部位だけにあるわけではなく、体に広く分布しています。そのため、使用した薬が目的の細胞以外のターゲットに望ましくないかたちで作用すると、副作用となって現れてきます。

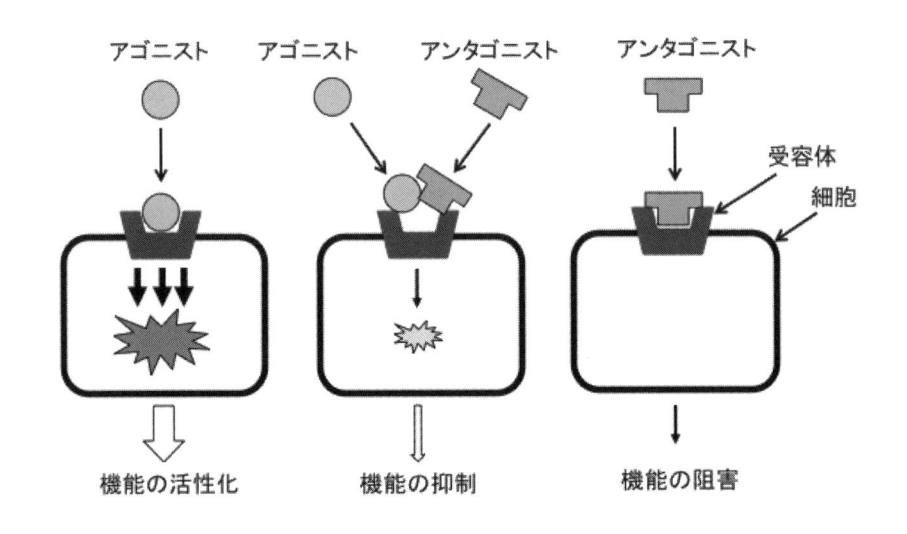

図5：特定の受容体に特異的に結合して細胞機能を作動させる物質をアゴニスト（作動薬）と言い、逆に受容体の働きを弱める物質をアンタゴニスト（遮断薬）と言う。アンタゴニストはアゴニストの作用を弱めたり、受容体の働きを完全に阻害したりする。

第3章　大麻草成分に反応する体内システム

病気の治療に役立つ成分が植物から見つかる理由

　私たちは、様々な病気の治療に植物由来の成分を利用しています。例えば、解熱鎮痛薬のアスピリン（アセチルサリチル酸）はヤナギの樹皮から抽出された鎮痛成分のサリチル酸を元に合成された薬です。ヤナギの樹皮に鎮痛効果があることは紀元前から知られており、古代ギリシャのヒポクラテスは発熱や出産時の痛みに対してヤナギの樹皮で治療したと伝えられています。

　麻薬性鎮痛剤のモルヒネはケシの未熟果実から、強心利尿薬のジギトキシンはゴマノハグサ科のジギタリス（和名；キツネノテブクロ）の葉から見つかり、現在でも使用されています。

　『このような薬効を持つ成分を植物が持っているのは偶然なのか、それとも何らかの理由があるのか』という疑問に対して、後者の可能性を示唆する根拠がいくつかあります。

　本来このような薬効を持った天然成分は、植物が人間のためにわざわざ作っているわけではありません。これらの成分は植物が自分の身を守るために作っており、それがたまたま人間に薬効を示しているということです。

　野菜や果物に含まれるポリフェノールやカロテノイドやビタミンC

やEなどの抗酸化物質は、植物が日光の紫外線の害から身を守るために作っているのですが、人間はそれらを摂取することによって活性酸素を消去して、老化やがんの予防に役立てています。

また、植物は昆虫や鳥や動物から食い荒らされないように、これらの生物に対して毒になるものを作っており、それらが人間の病気の治療にも使われています。毒は適量を使えば薬になるからです。

植物にとって「動けない」ということは、生存において最大の弱点と言えます。動ければ敵から逃げるという抵抗手段がありますが、動けない場合は、動物や鳥や虫から食べられないようにする手段を持つことができれば生存に有利になります。

例えば、トゲは植物の防御機構の一つです。不快な匂いや味で捕食者を近づけないのも防御機構の一つです。捕食者がその植物を食べる気を起こさせないようにすることが、植物にとって生存のための基本戦略になるのです。
そして、捕食者（動物や鳥や虫など）に対して毒性のある成分を持つことは、食べられないための最大の抵抗手段になります。そして、これらの成分は適量を使えば、薬となるのです。

漢方治療や薬草を使った民間療法やハーブ治療が効果を示す理由は、それらの薬草の中に含まれる成分が細胞の受容体や酵素と相互作用し

第3章　大麻草成分に反応する体内システム

て、細胞や組織の働きに影響するからです。

　例えば、植物の中には、どんな抗がん剤よりも致死量が少ない毒性の強い成分も存在します。このような毒は動物を殺すこともできますが、適量を使用すれば薬にもなります。

　植物は動物から食べられて全滅しないように毒を持つようになったと考えられており、このような成分が古くから病気の治療に多く利用されています。

体内には大麻草の成分が結合する受容体がある

　薬用植物の活性成分の研究から、体内の受容体が発見された例がいくつかあります。その代表が、ケシの未熟果に含まれるモルヒネやコデインなどのアヘンアルカロイド（オピオイド）が結合するオピオイド受容体や、大麻草に含まれるカンナビノイド（大麻草に特徴的に含まれる成分の総称）が結合するカンナビノイド受容体です。

　オピオイド受容体は、最初はアヘンに含まれるモルヒネなどの、アヘンアルカロイドが結合する細胞の受容体として見つかり、その後、このオピオイド受容体に結合する内因性リガンドとしてベータ・エンドルフィンやエンケファリンなどのいわゆる脳内麻薬（内因性オピオイド）

が発見されました。

そして、これらの内因性オピオイドとオピオイド受容体が神経系や免疫系の働きの調節に重要な役割を担っていることが明らかになっていきました。

大麻草には500を超える化合物が分離・同定されていますが、そのうち80以上がカンナビノイドと呼ばれる大麻草固有の成分です。ある種のカンナビノイドは体の中の受容体に結合することによって様々な薬効を発揮します。

カンナビノイド受容体が存在することは、体内にカンナビノイド受容体に作用する体内成分が存在することを意味しています。カンナビノイド受容体と反応する、体内に自然に存在する物質を内因性カンナビノイドと言います。

オピオイド受容体もカンナビノイド受容体も、動物が植物成分を薬として利用するために存在するわけではありません。もともと生体内で内因性のリガンドがあって特異的な受容体との間にシグナル伝達系を作っていたものが、その受容体に結合する成分が植物にたまたま含まれていたというだけです。

このような植物成分は、動物に対する毒として存在しているのかもし

第3章　大麻草成分に反応する体内システム

れません。動物にとって毒になる物質も適量を用いれば薬になります。あるいは、その植物の生存に必要な成分がたまたま動物にも作用したのかもしれません。このような植物成分を人間は医療に利用してきました。

　麻薬も大麻も古くから医薬品として人類が使用してきました。その薬効は最初は経験的に見つかったのですが、近代の研究によって、それらの成分が作用する受容体やシグナル伝達系が存在することが明らかになり、薬効の作用機序（メカニズム）が解明されたのです。

内因性カンナビノイドは脂質から産生される

　大麻のカンナビノイドが作用する受容体がいくつか見つかっていますが、その代表がCB1とCB2です。

　1964年にイスラエルのラファエル・メコーラム (Raphael Mechoulam) 博士らによって、大麻の精神変容作用の原因成分としてΔ9-テトラヒドロカンナビノール（THC）が分離され、1988年にTHCが直接作用する受容体が発見されカンナビノイド受容体タイプ1（CB1）と命名されました。CB1は主に中枢神経系のシナプス（神経細胞間の接合部）や感覚神経の末端部分に存在します。さらに筋肉組織や肝臓や脂肪組織など非神経系の組織にも分布しています。
　数年後にタイプ2の受容体（CB2）の遺伝子が発見されました。CB2

は主に免疫系の細胞に発現しています。

　CB1 と CB2 の存在はこれらの受容体に作用する体内成分が存在することを意味しています。カンナビノイド受容体と反応する体内物質を内因性カンナビノイドと言います。

　1992 年に内因性カンナビノイドのアナンダミド（anandamide）が発見されました。アナンダミドはサンスクリット語の「アーナンダ(至福)」にちなんだ名前です。メコーラム博士は内因性カンナビノイドが人間の快感や幸福感を引き起こす物質だと考えたと思われます。

　アナンダミドはアラキドノイルエタノールアミド (arachidonoylethanolamide) と言うのが正式名称で、脂肪酸の一種のアラキドン酸とエタノールアミンが結合したものです。
　さらに、2 番目の内因性カンナビノイドとして 2-アラキドノイルグリセロール (2-arachidonoylglycerol; 2-AG) が発見されました。この 2-AG はアラキドン酸にグリセロールが結合したものです。さらにいくつかの内因性カンナビノイドが見つかっていますが、全て脂肪酸の代謝産物です。

　アナンダミドは脂肪酸アミドハイドロラーゼ（fatty acid amide hydrolase）によって分解され、2-アラキドノイルグリセロールはモノアシルグリセロール リパーゼ（monoacylglycerol lipase）などによって

第3章　大麻草成分に反応する体内システム

分解されます。このような分解酵素の活性によっても内因性カンナビノイドシステムは影響を受けます（図6）。

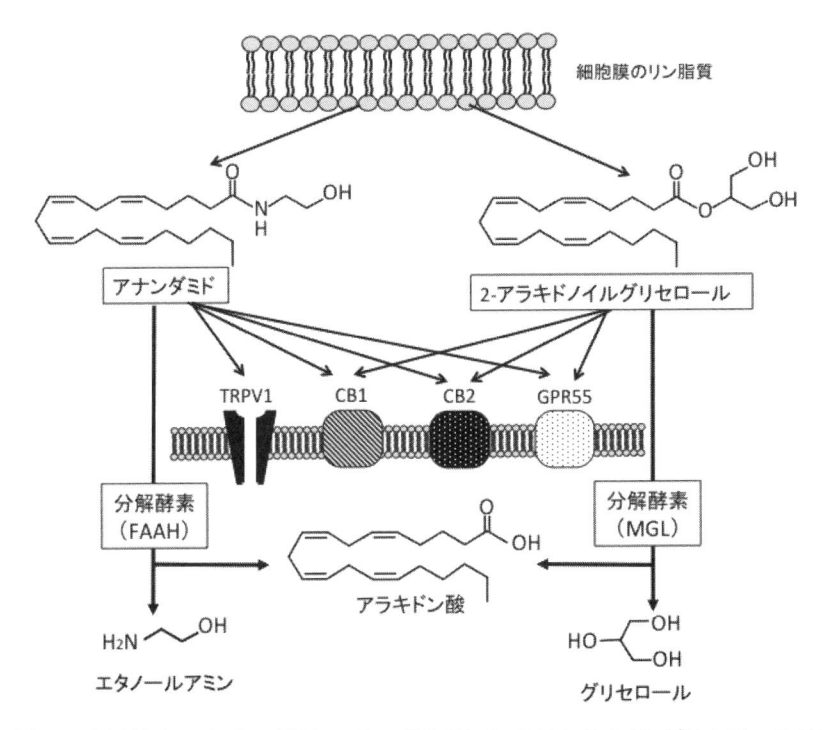

図6：内因性カンナビノイドのアナンダミドと2-アラキドノイルグリセロールは細胞膜などの脂肪酸から合成される。アナンダミドと2-アラキドノイルグリセロールはカンナビノイド受容体のCB1とCB2や、Gタンパク共役型受容体のGPR55やCa透過性の陽イオンチャネルの一種であるTRPV1などに作用して細胞機能を制御している。アナンダミドは脂肪酸アミドハイドロラーゼ（fatty acid amide hydrolase: FAAH）によってアラキドン酸とエタノールアミンに分解され、2-アラキドノイルグリセロールはモノアシルグリセロール・リパーゼ（monoacylglycerol lipase; MGL）によってアラキドン酸とグリセロールに分解される。

カンナビノイド受容体はGタンパク質を介して外部の情報を細胞内に伝える

　細胞膜受容体には多くの種類が知られていますが、そのうちもっとも大きなグループを構成しているのがGタンパク質共役型受容体（G protein coupled receptor：略してGPCR）です。細胞膜（脂質二重層）の内外を行ったり来たり、7回繰り返しているので「7回膜貫通型受容体」という名称で呼ばれることもあります。

　GPCRが活性化されると、細胞内のGタンパク質と呼ばれるタンパク質を介してシグナルを細胞内に伝達するために「Gタンパク質共役型受容体」という名前がつけられています。

　Gタンパク質はグアニンヌクレオチド結合タンパク質の略称です。Gタンパク質はα、β、γの3つのサブユニットから構成される複合体（三量体）を形成しています。

　Gタンパク質は通常、GDPが結合した状態で存在していますが、この状態のGタンパク質は不活性型であり、作用を現しません。

　GPCRにリガンドが結合して活性化されると、GDP（グアノシン二リン酸）が遊離してGTP（グアノシン三リン酸）が結合して活性型となって細胞内のシグナル伝達を引き起こします。

第3章　大麻草成分に反応する体内システム

　Gタンパク質の活性化は数百種類にも及ぶセカンド・メッセンジャー（受容体からのシグナルで最初に産生される情報伝達物質）の産生を制御します。例えば、アデニル酸シクラーゼに作用してATPからセカンド・メッセンジャーのサイクリックAMP（cAMP）への合成を制御します。また、ホスフォリパーゼCに作用して細胞膜脂質のホスファチジル・イノシトールからセカンド・メッセンジャーとして働くジアシルグリセロールやインシトール三リン酸の産生を制御します。

　これらの作用は活性化されるGPCRの種類によって活性化される場合と阻害される場合があり、刺激されるGPCRの種類によって多様な作用を示します（図7）。

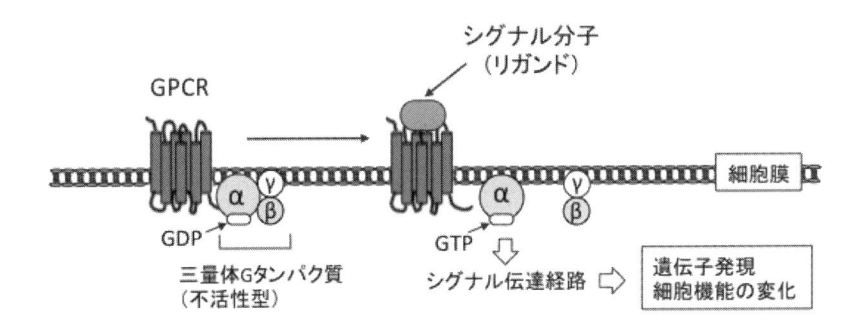

図7：Gタンパク質共役型受容体（GPCR）は細胞膜を7回貫通する特徴的な構造から7回膜貫通型受容体とも呼ばれている。Gタンパク質は細胞膜の細胞内側に存在し、α、β、γの3つのサブユニットから構成される三量体を形成している。三量体のGタンパク質はGDP（グアノシン二リン酸）が結合した不活性な状態で細胞膜に存在している。GPCRにリガンドが結合するとGPCRの構造が変化して

三量体 G タンパク質の α サブユニットの GDP が外れて GTP（グアノシン三リン酸）が結合する。GTP が結合して活性化状態になった G タンパク質 α サブユニットは、受容体（GPCR）や β サブユニットや γ サブユニットと解離して、酵素やイオンチャネルなどに作用して、その下流のシグナル伝達経路を活性化する。

　GPCR は多くの種類の細胞に分布しており、光・匂い・味などの外来刺激や、神経伝達物質・ホルモン・イオンなどの内因性の刺激を感知して、細胞内に伝達する役割を担っています。例えば、光を感じて視覚に関わるロドプシン、匂い物質に作用する嗅覚受容体、様々な生理現象を司る神経伝達物質（アドレナリン、ヒスタミン、セロトニンなど）の受容体などは全て GPCR の仲間です。

　GPCR は酵母や原虫など単細胞の真核細胞でも外界からの情報伝達に重要な働きを担っています。多細胞生物では進化の過程でさらに多くの種類の GPCR を持つようになっています。

　人間では GPCR 遺伝子は 1000 種類以上が見つかっており、個々の GPCR は特定のシグナルに特異的に反応して生理機能を引き起こします。

　大麻草の成分のカンナビノイドが結合するカンナビノイド受容体も G タンパク質共役型受容体（GPCR）の一種です。

内因性カンナビノイド・システムの異常が様々な疾患を引き起こしている

カンナビノイド受容体タイプ１（CB1）は中枢神経系において様々な神経伝達調節を行っており、記憶・認知、運動制御、食欲調節、報酬系の制御、鎮痛、脂肪代謝など多岐にわたる生理作用を担っています。

カンナビノイド受容体タイプ２（CB2）は免疫細胞や白血球に多く発現し、免疫機能や炎症の制御に関与しています。

CB1は中枢神経系に多く発現し、CB2は免疫細胞に多く発現していますが、カンナビノイド受容体（CB1とCB2）は多くの組織の細胞に存在し、多彩な生理機能の調節に関与しています。

内因性カンナビノイド・システムが関与している疾患として、多発性硬化症、脊髄損傷、神経性疼痛、がん、動脈硬化、脳卒中、心筋梗塞、高血圧、緑内障、肥満、メタボリック症候群、骨粗しょう症、うつ病など多数の病気が報告されています。つまり、これらの疾患の治療に内因性カンナビノイド・システムの制御（活性化や阻害など）が有効である可能性が示唆されているのです。

現在、カンナビノイド受容体に作用する物質として、生体内で合成される内因性カンナビノイド（アナンダミド、2-アラキドノイルグリセロールなど）、大麻草に含まれる植物性カンナビノイド（Δ9-テトラヒドロカンナビノールなど）、医薬品の開発目的で合成されている合成カンナビノイドなどがあります（図8）。

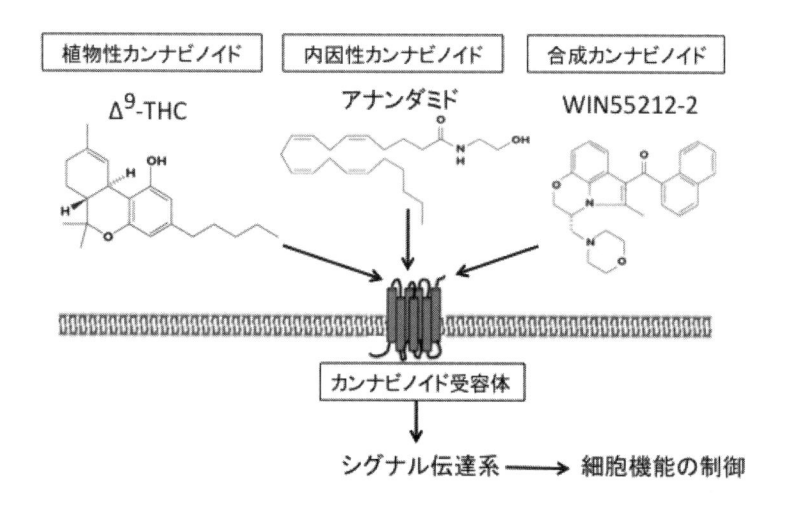

図8：カンナビノイド受容体は大麻草由来のΔ9-テトラヒドロカンナビノール(THC)が結合する受容体として発見された。その後、カンナビノイド受容体に作用する体内成分としてアナンダミドなどの内因性カンナビノイドが発見され、さらに合成カンナビノイド（WIN55212-2など）が医薬品開発などの目的で合成されている。

第3章　大麻草成分に反応する体内システム

医薬品の半数くらいがGタンパク質共役受容体をターゲットにしている

　2012年のノーベル化学賞は「Gタンパク質共役型受容体」の研究によりデューク大学のロバート・レフコビッツ（Robert J. Lefkowitz）教授とスタンフォード大学のブライアン・コビルカ（Brian K. Kobilka）教授の2人が受賞しました。

　Gタンパク質共役型受容体（G protein coupled receptor：GPCR）は光・匂い・味などの外来の刺激や、神経伝達物質・ホルモン・イオンなどの内因性の刺激を感知し、細胞内に伝達する働きをしています。

　GPCRは細胞機能に重要な役割を果たしているので、GPCRを介するシグナル伝達系に関する研究では以前にもノーベル賞（医学・生理学賞）が与えられています。

　例えば、Gタンパク質を介するセカンドメッセンジャーのサイクリックAMP（cAMP）の発見（1971年）、Gタンパク質及びそれらの細胞内情報伝達における役割の発見（1994年）、GPCRアゴニストであるドーパミンの発見や神経系における情報伝達に関する研究（2000年）、GPCRの一つである嗅覚受容体の発見とその機能の解析（2004年）などがあります。

また、GPCR をターゲットにした医薬品の開発で、ジェームス・ワイト・ブラック（Sir James Whyte Black）が 1988 年にノーベル医学・生理学賞を受賞しています。ブラック博士は、アドレナリン β 受容体の遮断薬のプロプラノロールや、ヒスタミン H2 受容体遮断薬のシメチジンの開発など、標的分子を特定しそれに選択的な低分子阻害薬を開発するという現代の創薬の基礎を築きました。アドレナリン β 受容体もヒスタミン H2 受容体も GPCR です。

　GPCR にはアドレナリン受容体やヒスタミン受容体以外にも、ドーパミン受容体、嗅覚受容体、アデノシン受容体、セロトニン受容体、オピオイド受容体、カンナビノイド受容体など多数あります。これらの受容体は体の機能の調節に重要な働きを行っているので、これらの受容体をターゲットにした物質は医薬品となります。

　実際、GPCR は多数の種類があって多様な生理機能に関与しているので、既存の医薬品の半数くらいが、何らかの形で GPCR の機能に影響を及ぼすことによって薬理作用を示すと考えられています。つまり GPCR は医薬品開発のターゲット分子として極めて（おそらく最も）重要であると考えられています。

　つまり、GPCR の一種であるカンナビノイド受容体に作用する大麻草成分が体の生理機能に影響するのですから、医薬品としての薬効があって当然と言えます。世界保健機関（WHO）は 1997 年の報告書の中で、

第3章　大麻草成分に反応する体内システム

内因性カンナビノイドシステムに作用する物質が多くの病気の治療薬となりうる可能性を指摘しています。

　大麻草に特異的に含まれる成分が作用する受容体やシグナル伝達系が生体内に存在することは、「大麻に医療用途が無い」という意見を否定できる最大の根拠になります。

内因性カンナビノイドのアントラージュ効果

　内因性カンナビノイド・システムは内因性カンナビノイド（アナンダミドや2-アラキドノイルグリセロールなど）と、それらを合成する酵素や分解する酵素、内因性カンナビノイドが結合するカンナビノイド受容体によって構成されています。

　内因性カンナビノイドのアナンダミドと2-アラキドノイルグリセロールは、細胞膜のリン脂質からホスホリパーゼによって生成されるアラキドン酸の代謝産物です。

　内因性カンナビノイドは、生理的あるいは病的刺激によってオンデマンド（要求に応じて）に細胞膜のリン脂質を分解し合成・分泌されて、カンナビノイド受容体を刺激して生理作用を示します。

内因性カンナビノイドシステムの活性化は、リガンド（内因性カンナビノイド）がCB1やCB2と直接的に作用する他に、内因性カンナビノイドの細胞内取り込みや細胞内での分解の阻害によっても起こります。

　例えば、脂肪酸のパルミチン酸とエタノールアミンが結合したパルミトイルエタノールアミド（Palmitoylethanolaide）は脳や肝臓や筋肉組織など様々な組織に存在し、アナンダミドと同様にシグナルに応じてオンデマンドに産生される脂肪酸エタノールアミドです。このパルミトイルエタノールアミドは抗炎症作用や鎮痛作用などアナンダミドと似た効果を示しますが、カンナビノイド受容体のCB1とCB2には結合しません。他のGタンパク質共役型受容体のGPR55やイオンチャネルのTRPV1やペルオキシソーム増殖因子活性化受容体α（PPARα）などに作用したり、アナンダミドの分解を阻止する作用などが報告されています。

　つまり、パルミトイルエタノールアミドはカンナビノイド受容体に直接作用せずに、アナンダミドや2-アラキドノイルグリセロールの働きを調節する体内成分と言えます。

　このようにCB1とCB2に直接作用しない成分が内因性カンナビノイドシステムの働きに影響する効果はアントラージュ効果（Entourage effect）と呼ばれています。「Entourage」というのは「取り巻き」や「側近」という意味です。

第3章　大麻草成分に反応する体内システム

　アントラージュ効果（取り巻き効果）という用語は、内因性カンナビノイドのアナンダミドを最初に発見したメコーラム博士らが 1998 年の論文で最初に使用しています。様々な脂質代謝産物などが、アナンダミドなどの内因性カンナビノイドの分解を阻害して、内因性カンナビノイドの作用に影響する効果を示す目的で使用しています。

　このように、内因性カンナビノイド系は極めて複雑なネットワークやメカニズムで生体機能を制御していることが明らかになりつつあります。

第4章　がん治療と医療大麻

内因性カンナビノイドシステムは食欲やエネルギー産生を調節している

　摂食行動や体内でのエネルギーの産生と消費の恒常性維持は、中枢神経系（特に視床下部や大脳辺縁系）と末梢の臓器（脂肪組織、骨格筋、肝臓、膵臓、小腸など）によって調節されていますが、その制御に内因性カンナビノイドシステムが重要な役割を担っています。

　インスリン（血糖降下作用）やレプチン（食欲抑制作用）やグレリン（摂食亢進作用）や副腎皮質ホルモンなど、様々なホルモンや生理活性ポリペプチドによって内因性カンナビノイドシステムの活性は調整されています。逆に内因性カンナビノイドはオピオイド（ベータ・エンフォルフィンなど）やセロトニンやγアミノ酪酸（GABA）など神経伝達物質や神経ペプチド（神経ホルモン）の放出を制御しています。これらの物質は中枢神経系において食欲の調節を行っています。

　肥満していない人に比べて肥満した人では、脂肪組織や肝臓や膵臓、視床下部における内因性カンナビノイドシステムの活性が高くなっているという報告があります。一般的に、内因性カンナビノイドシステムの活性亢進は、栄養摂取の亢進、エネルギー貯蔵の亢進、エネルギー消費の抑制を引き起こすと考えられています。

　CB1受容体の遺伝子を欠損するマウスは食事摂取が少なく、エネル

ギー消費が増え、体重が減少します。CB1受容体のアンタゴニスト（阻害剤）は食欲を低下させ、体重を減らすことが知られています。

逆に、CB1受容体を活性化するΔ9-テトラヒドロカンナビノール（THC）は脂肪細胞における脂肪分解を抑制し、脂肪の蓄積を促進する作用があります。このような効果は、進行したがんやエイズの患者の食欲不振や消耗状態の改善に有効です。実際、大麻や合成THC（ドロナビノール、ナビロン）が食欲を高め、体重を増やす効果によって、進行がんやエイズの患者の消耗状態を改善することが証明されています。

テトラヒドロカンナビノールは食欲を高め、不安やうつ症状を軽減する

カンナビノイド受容体タイプ1（CB1）は中枢神経系において様々な神経伝達調節を行っており、記憶・認知、運動制御、食欲調節、報酬系の制御、鎮痛など多岐にわたる生理作用を担っています。さらに、消化管にもCB1受容体は発現しており、腸管運動に関わっています。

大麻に最も多く含まれるカンナビノイドであるΔ9-テトラヒドロカンナビノール（THC）はCB1とCB2に結合して作用を発揮します。過剰に摂取すると、中枢神経系のCB1の活性化によって気分の高揚などの精神作用による症状（副作用）が出ます。

THCは脳に作用して食欲を高める作用があります。さらに鎮痛作用や吐き気を軽減する作用があるため、エイズや進行がんの患者さんの食欲不振や体重減少、抗がん剤治療による吐き気や嘔吐に対する治療に使われています。

　ドロナビノール（商品名：マリノール）は合成したΔ9-テトラヒドロカンナビノール（THC）製剤で、米国やドイツなどで処方薬として認可されています。米国では規制物質法のスケジュールⅢに分類されており、処方薬として利用可能で、非麻薬性で精神的あるいは身体的依存の危険性は低い薬として認められています。

　ナビロン（商品名：セサメット）もTHCを模倣した合成カンナビノイドで、米国やカナダや英国などで承認されています。エイズ患者の食欲不振や体重減少、抗がん剤治療に伴う吐き気や嘔吐、多発性硬化症などの神経障害性疼痛の治療に使用されています。

　THCによる食欲増進作用はCB1受容体の作用によります。そこでCB1受容体のアンタゴニスト（阻害薬）が食欲を低下させて肥満の治療薬となるという考えでリモナバン（Rimonabant）が開発され、発売になりました。

　予想通りに食欲減退と体重減少の効果はあったのですが、抑うつや自殺企図という副作用が問題になって発売中止になっています。つまり、

CB1受容体の働きを阻害することは食欲を低下させる目的では有効ですが、脳内報酬系の抑制などで幸福感や快感を得ることができなくなるようです。

　脳内報酬系というのは動物が自分で積極的に行動したくなるモチベーションを与える仕組みです。食欲も脳内報酬系によって亢進します。この快感を得る仕組み（脳内報酬系）を抑制することは食欲を低下できますが、何もやる気が無くなって生きる意味を失わせるのです。

　大麻は抑うつや不安感の軽減に有効です。CB1受容体を阻害するとうつ症状や不安感が強くなることが、多くの動物実験モデルで示されています。一方、CB1受容体を活性化すると不安や恐怖が軽減します。内因性カンナビノイドのアナンダミドや2-アラキドノイルグリセロール（2-AG）を分解する酵素の阻害剤では抗不安作用や抗うつ作用が示されています。アナンダミドや2-AGの分解を阻害すると、これらによるCB1受容体の刺激が長く続くからです。内因性カンナビノイドの分解酵素阻害剤は不安障害や抑うつの有望な候補薬として注目されています。

　抗がん剤治療中の患者さんは、吐き気だけでなく、不安や抑うつ症状を呈し、これが生活の質（QOL）の低下や生きる意欲を低下させます。絶望から自殺する人もいます。これらを解決する方法として医療大麻は非常に優れた薬だと言えます。

THCは抗がん剤による吐き気・嘔吐を軽減する

　医学用語では吐き気を「悪心（おしん）」、吐くことを「嘔吐（おうと）」と言います。予防的治療を行わなければ抗がん剤治療を受けている患者さんの70％〜80％が吐き気や嘔吐の症状を訴えます。その苦痛が強いので、抗がん剤治療を中止したいと思う患者さんは30％にも及ぶと言われています。

　抗がん剤による吐き気や嘔吐は、抗がん剤によって消化管粘膜からのヒスタミン分泌が起こって迷走神経や中枢神経が刺激され、最終的に延髄にある嘔吐中枢が刺激されることにより起こります。この刺激が軽度であれば吐き気（悪心）、強ければ嘔吐となります。

　症状のあらわれ方によって、抗がん剤投与後24時間以内に現れる急性嘔吐と、それ以降に現れる遅延性嘔吐、抗がん剤を連想させるものを見ただけで現れる心因性の予期性嘔吐などがあります。予期性悪心（吐き気）は抗がん剤治療中の患者の29％に、予期性嘔吐は11％の患者さんに発生するという報告もあります。

　それぞれ各種制吐剤や精神安定剤などの医薬品を適切に使うことによって症状の軽減がはかられます。

　抗がん剤治療による吐き気・嘔吐の治療には5-HT3受容体拮抗薬や副腎皮質ホルモンが使われます。抗がん剤によって消化管の腸クロム親

和性細胞からセロトニンが遊離し、消化管粘膜内の求心性迷走神経終末に存在するセロトニン 5-HT3 受容体に結合・刺激して嘔吐中枢を経て嘔吐を誘発します。それに対し 5-HT3 受容体拮抗薬は、5-HT3 受容体と優先的に結び付いて塞いでしまうことによって、セロトニンの働きを遮断します。

延髄の嘔吐中枢にも 5-HT3 受容体が存在し、セロトニンが結合して直接嘔吐を引き起こします。すなわち、5-HT3 受容体拮抗薬はセロトニンによる迷走神経終末や延髄の嘔吐中枢の刺激を遮断することによって、吐き気や嘔吐を抑えます。さらに、副腎皮質ホルモンを併用することによって吐き気止め効果を高めることができます。

5-HT3 受容体拮抗薬と副腎皮質ホルモンの併用によって抗がん剤による急性嘔吐の多くは防げるようになり、吐き気が強く出るシスプラチンを使った抗がん剤治療を通院で受けることも可能になりました。しかし、これらの方法も遅延性嘔吐や予期嘔吐に対しては、その効果はあまり強くありません。

このような通常の治療で効果が不十分な遅延性嘔吐や予期性嘔吐に対して、大麻の吸入が有効であることが経験的に知られており、合成テトラヒドロカンナビノール（THC）製剤であるドロナビノールやナビロンの効果が検討されています。多くの臨床試験でこれらの THC 製剤が遅延性嘔吐や予期性嘔吐の症状を軽減することが明らかになっています。

CB1 アゴニストは神経伝達物質の放出を抑制する

　テトラヒドロカンナビノール（THC）が抗がん剤による吐き気や嘔吐を抑制するのは、神経細胞の間のシグナル伝達を抑制する作用があるからです。

　神経細胞と神経細胞を結ぶ接合部位をシナプスと言い、20nm 程度の隙間（シナプス間隙）があります。神経細胞の軸索を伝って刺激がシナプスに達すると、シナプス間隙に神経伝達物質が放出され、それがシナプス後細胞に存在する受容体に結合することによって細胞間の情報伝達が行われます。

　神経伝達物質というのは、神経細胞の間で信号（刺激）のやり取りするための物質で、ドーパミン、セロトニン、ノルアドレナリン、アセチルコリン、γ-アミノ酪酸（GABA）などがあります。

　これらの神経伝達物質はシナプス前細胞の中で合成され、前シナプス終末にあるシナプス小胞に貯蔵され、前シナプス終末に活動電位が到達すると神経伝達物質が放出されるという仕組みです。

　カンナビノイド受容体タイプ 1 （CB1）は脳に広範囲に分布し、CB1 の内因性リガンドとしてアナンダミド(AEA)と 2-アラキドルグリセロール（2-AG）が存在します。これらの内因性カンナビノイドは逆行性伝

達物質として作用します。

逆行性伝達物質とは、シナプス後細胞から細胞外に放出されて、シナプス前細胞に作用してシナプス伝達を調節する物質のことです。

つまり、内因性カンナビノイドのAEAと2-AGはシナプス後細胞で産生され、シナプス前細胞に存在するカンナビノイド受容体CB1に作用して、神経伝達物質の合成と放出を制御しています。AEAと2-AGの分解酵素はシナプス前終末に局在しており、逆行性に運ばれて来た内因性カンナビノイドを速やかに分解して、その働きを制御しています（図9）。

このようにして、CB1受容体のアゴニスト（作動薬）は吐き気を引き起こす神経伝達を抑制して吐き気や嘔吐を防ぐ効果を発揮するのです。

CB1受容体は嘔吐反応を制御している脳幹部に多く存在していることが知られています。内因性カンナビノイドのアナンダミドはCB1受容体を介して吐き気を止める作用があり、アンンダミドを分解する酵素（脂肪酸アミドハイドロラーゼ）の阻害剤が、制吐剤として期待されています。

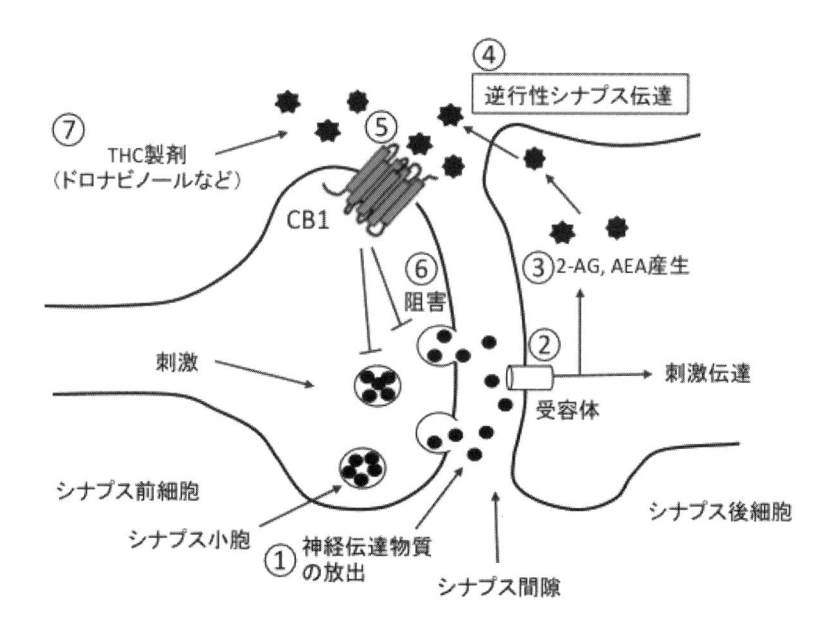

図9：神経を伝って刺激がシナプスに達すると、シナプス小胞が細胞膜に癒合して神経伝達物質がシナプス間隙に放出され（①）、拡散した神経伝達物質がシナプス後細胞に存在する受容体に結合することで刺激が伝達される（②）。刺激を受けたシナプス後細胞では内因性カンナビノイドのアナンダミド（AEA）や2-アラキドノイルグリセロール（2-AG）が合成されて細胞外に放出され（③）、逆行性シナプス伝達（④）としてシナプス前細胞に存在するCB1受容体に結合して（⑤）、神経伝達物質の産生・放出を抑制する（⑥）。ドロナビノールなどのテトラヒドロカンナビノール（THC）製剤はCB1受容体のアゴニストとしてシナプス前細胞のCB1受容体に作用して吐き気などの神経伝達に作用する（⑦）。

第4章　がん治療と医療大麻

カンナビノイドは予期性嘔吐を軽減する

　抗がん剤治療時の副作用として吐き気を経験した人が、実際に抗がん剤の投与を受けていないときでも、抗がん剤治療を想像しただけで、吐き気を感じてしまったり、実際に嘔吐してしまうような症状を予期性悪心や予期性嘔吐と言います。他人の点滴を見たり、病院の建物を見ただけで、吐き気や嘔吐をすることもあります。

　予期性悪心・嘔吐には普通の吐き気止め（制吐薬）はあまり効果が無いとされ、抗不安薬が用いられています。

　脂肪酸アミドハイドロラーゼ（fatty acid amide hydrolase；FAAH）の阻害剤が予期性嘔吐を抑制するという動物実験の結果が報告されています。FAAHは内因性カンナビノイドのアナンダミドを分解する酵素です。この酵素を阻害するとアナンダミドの分解が阻害されてアナンダミドによる作用が持続することになります。

　また、THCと並んで大麻に多く含まれるカンナビノイドのカンナビジオール（CBD）には、CB1受容体を活性化する作用はありませんが、セロトニン受容体5-HT1Aに作用して抗不安作用や抗うつ作用を発揮します。THC単独よりTHCとカンナビジオールの併用の方が予期性嘔吐を予防する効果が高いと言えます。

抗がん剤による吐き気や嘔吐を軽減する効果についても、合成THC製剤より大麻の方が勝っていることが多くの研究で明らかになっています。

　THCはCB1に作用して吐き気や嘔吐を止める作用があります。カンナビジオールには、CB1を作動させる作用は無く、むしろCB1とTHCの結合を阻害するアンタゴニストの作用を有しています。しかし、カンナビジオール自体にもTHCとは異なるメカニズムで吐き気を止める作用があることが報告されています。カンナビジオールには抗不安作用があるので、予期性悪心や予期性嘔吐を予防する効果が高くなるのです。また、カンナビジオールはTHCの精神作用などの副作用を軽減する効果もあります。

　また、カンナビジオールが抗がん剤治療の副作用を軽減する効果が報告されています。例えば、シスプラチンによる腎臓障害をカンナビジオールが軽減するという動物実験の結果が報告されています。そのメカニズムとして、カンナビジオールが活性酸素や一酸化窒素などのフリーラジカルの産生を抑制し、タンパク質やDNAのダメージや炎症を抑制することによって腎臓における細胞傷害を軽減する効果を指摘しています。

　フリーラジカル（遊離活性基）とは、科学的に不安定で反応性の高まっている分子です。フリーラジカルは、自身が安定するために他の分子から電子を奪う反応性が高まっており、他の分子から電子を引き抜くこと

によってその分子を酸化してダメージを与えます。

　さらに、パクリタキセルなどの抗がん剤治療における末梢神経障害（しびれ、感覚異常、味覚障害、疼痛など）を軽減する効果も報告されています。この研究では、カンナビジオールは学習効果や認知機能などの神経系の働きに悪影響は及ぼさず、がん細胞に対する抗がん剤の抗腫瘍効果を減弱させることはありませんでした。
　抗がん剤治療にカンナビジオールを併用することは、神経や腎臓など正常組織のダメージの発生予防や軽減において有効で安全な治療法と言えます。

CB2受容体には抗炎症作用や悪液質改善作用がある

　悪液質というのは、進行がんやエイズや慢性感染症などの経過中に起こる、主として栄養失調に基づく病的な全身の衰弱状態で、全身衰弱、羸痩（るいそう）、浮腫、貧血による皮膚蒼白などの症状を呈します。

　進行がんによる悪液質の場合、がんは宿主を無視して増殖するため体に必要な栄養素を奪い取り、さらにがん細胞から分泌される物質や老廃物の蓄積、炎症細胞からのサイトカインの過剰分泌、血液循環障害など多くのメカニズムが積み重なっています。

サイトカインはリンパ球や炎症細胞などから分泌されるタンパク質で、免疫応答や炎症反応や創傷治癒など様々な生理機能の調節に関わっています。炎症反応に関与するものを炎症性サイトカインと呼びます。

　飢餓での体重減少は貯蔵脂肪の分解が主ですが、悪液質では骨格筋と体脂肪の両方が失われ、体力が急速に低下します。

　悪液質の発症には、腫瘍壊死因子αやIL-6などの炎症性サイトカインや活性酸素の産生増加が関与しており、これらの因子の産生を抑えることが悪液質の改善に必要です。

　CB1受容体の作動薬は食欲を高め、吐き気や嘔吐を軽減し、脂肪の分解を抑制して体重を増やす効果があります。さらにCB2受容体の作動薬には抗炎症作用があります。

　カンナビノイド受容体タイプ2（CB2）は免疫細胞や白血球に多く発現し、免疫機能や炎症の制御に関与しています。関節リュウマチや炎症性腸疾患など慢性炎症性疾患の病状を軽減する作用があり、悪液質の改善にも効果があります。

　つまり、CB1とCB2の作動薬は複数のメカニズムで、様々な消耗性疾患の悪液質や消耗状態を改善する効果を発揮します。

実際に、米国やカナダでは、エイズや進行がんなどによる消耗状態や悪液質に対して、大麻の喫煙や合成THC製剤が使用され、有効性が報告されています。大麻やTHC製剤の使用によって、食欲が亢進し体重減少が抑えられることが明らかになっています。

カンナビノイドには直接的な抗がん作用もある

がんは細胞の増殖や細胞死の制御に異常をきたして、がん細胞が無制限に増殖したり、遠くへ離れた臓器へ転移を起こす病気です。このような**がん細胞の発生過程や悪性進展過程において内因性カンナビノイドシステムが重要な役割を果たす**ことが明らかになっています。

カンナビノイド受容体のCB1は主に中枢神経系に、CB2は主に免疫細胞に発現していますが、その他の多くの細胞にもCB1やCB2が発現していることが知られています。そして、がん細胞の多くにもCB1やCB2が発現していることが報告されています。

大麻成分による抗がん作用に関する最初の報告は1975年で、マウスに肺がん細胞を移植した実験モデルで、Δ9-テトラヒドロカンナビノールやΔ8-テトラヒドロカンナビノールの経口投与で肺がんの増殖を抑制した効果が報告されています。(J Natl Cancer Inst. 55: 597-602, 1975年)

その後、多くの実験系で肺がん以外にも、グリオーマ、甲状腺がん、悪性リンパ腫、皮膚がん、膵臓がん、子宮がん、乳がん、前立腺がん、大腸がんなど多くのがんでカンナビノイドの抗腫瘍効果が報告されています。

　最近では、その作用メカニズムに関する研究も進んでおり、直接的な増殖抑制効果だけでなく、血管新生阻害作用、がん細胞の移動や接着や浸潤や転移を抑制する作用などが報告されています。

　がん組織にはがん細胞に加えて、マクロファージやT細胞を初めとした炎症細胞や免疫細胞、血管やリンパ管を構成している細胞、線維芽細胞や骨髄由来の前駆細胞などが存在し、「がん微小環境」を構築しています。

　がん微小環境を構成する細胞は、様々な増殖因子やサイトカイン、ケモカインを産生することで、がん幹細胞の維持やがん細胞の増殖、浸潤・転移などを制御していることが明らかになっています。炎症細胞や免疫細胞に多く発現しているCB2受容体を活性化すると炎症を抑制する効果があります。つまり、カンナビノイドはがん細胞の発生や増殖を抑制する方向で作用すると言えます。

第4章　がん治療と医療大麻

カンナビジオールはがん細胞のアポトーシスを誘導する

　細胞分裂しない神経や筋肉細胞を除いて、正常の細胞は古くなったり傷ついたりするとアポトーシスというメカニズムで自ら死にます。人間の細胞は毎日3000億個以上の細胞がアポトーシスで死に、新しい細胞が増殖して入れ代わっています。
　がん細胞はアポトーシスによる細胞死のメカニズムに異常をきたして死ににくくなっています。これを「アポトーシス抵抗性」と言い、アポトーシス抵抗性の強いがん細胞ほど、抗がん剤治療に抵抗性を示します。

　「がん細胞にアポトーシスを誘導する」という作用はがん細胞が死滅しやすくなることを意味し、抗がん剤が効きやすくなります。

　細胞にはアポトーシスを促進するタンパク質と抑制するタンパク質が存在し、双方のタンパク質の活性のバランスによってアポトーシスが制御されていますが、そのメカニズムは複雑です。

　乳がん細胞や前立腺がん細胞など、様々な培養がん細胞を用いた実験で、大麻成分のカンナビジオールががん細胞にアポトーシスを誘導し、正常細胞にはアポトーシスを誘導しないという実験結果が多数報告されています。がん細胞の浸潤や転移を抑制する効果も報告されています。

　また、抗がん剤と併用することによって、抗がん剤の効き目を高める

ことが報告されています。

　がん細胞の種類によってカンナビノイドの作用は異なるのですが、多くの種類のがん細胞株を検討した結果、テトラヒドロカンナビノール（THC）よりもカンナビジオールの方が抗がん作用が強いことが示されています。

　また、それぞれの純粋な（精製した）カンナビノイドよりも、カンナビジオールなどを含む大麻草粗抽出エキスの方が抗腫瘍活性が高いことが示されています。

　これは、大麻取締法で規制されていない産業用大麻草（繊維を取る目的の大麻でヘンプ〈Hemp〉と呼ばれる）の茎から抽出したエキスにはTHCはほとんど含まれず、カンナビジオールが多く含まれるので、このような合法的なヘンプ抽出エキスががん治療に使える根拠になります。

　実際に、移植腫瘍を用いた実験系で、カンナビジオール及びカンナビジオールを多く含むヘンプ抽出エキスはがん細胞の増殖や転移を有意に抑制する効果が認められています。

　従来は、カンナビノイドの抗腫瘍効果は精神作用があるテトラヒドロカンナビノール（THC）の作用が主体と考えられており、そのためカン

ナビノイドのがん治療への利用が制限されていました。しかし、精神作用の無いカンナビジオールの方が THC よりも抗腫瘍活性が高い可能性が指摘され、カンナビジオールを多く含む産業用大麻の茎から抽出されたエキスのがん治療への応用が検討されています。

THC とカンナビジオールの相乗作用

　脳や脊髄など神経組織には大きく分けて2種類の細胞が含まれています。神経細胞(ニューロン)とそれを支える神経膠細胞(グリア細胞)です。ニューロンは感覚や運動などの情報を処理する主体で、そのニューロンを支え栄養を与えるのがグリア細胞です。

　グリア細胞から発生するグリオブラストーマ（膠芽腫）は非常に悪性度が高く、増殖や浸潤性が強く、人の悪性腫瘍の中で最も予後不良の腫瘍の一つです。手術や放射線治療や抗がん剤治療などが行われますが、このような集学的治療を受けても平均生存期間は 12 〜 14 ヶ月程度であり，治療成績はここ 30 年以上ほとんど改善していないと言われています。

　グリア細胞の制御にカンナビノイド受容体が重要な働きを行っていることが明らかになっています。カンナビノイド受容体の CB1 と CB2 がグリオブラストーマの増殖を抑制する作用があることが近年の研究で明

らかになり、医療大麻の有効性が報告されています。

　カンナビノイド受容体 CB1 と CB2 のアゴニスト（作動薬）のΔ9-テトラヒドロカンナビノール（THC）は、グリオブラストーマ細胞の増殖を抑制し、アポトーシスを誘導することが培養細胞や動物に移植した実験モデルで示されています。
　THC とカンナビジオールを併用すると、それぞれを単独で使用した場合と比べて顕著な増殖抑制効果が認められています。

　カンナビジオールには CB1 や CB2 のアゴニスト作用は無く、むしろTHC の CB1 への作用を阻害する作用があります。しかし、カンナビジオールは CB1 や CB2 以外の受容体やシグナル伝達系に作用するので、THC とカンナビジオールの併用は、それぞれ単独では起こし得ない新規なシグナル伝達系を制御して抗腫瘍効果を発揮する可能性が示唆されています。

　抗がん剤治療でも、抗腫瘍効果を高めるためにメカニズムの異なる複数の抗がん剤を併用する多剤併用療法が行われています。大麻の抗がん作用も、単独の成分より、大麻全体を用いる方が、メカニズムの異なる抗がん成分の相乗効果が期待できるというわけです。

　西洋医学の医薬品は単一の成分にこだわる傾向が強くあります。薬草全体の抽出エキスでは多数の成分による複合作用によって薬効が強くな

る場合もあるのですが、多成分系の医薬品は活性成分やメカニズムの解析が困難なため、医薬品として開発が難しいからです。

大麻の研究でも、THCやカンナビジオールなどの単一成分の薬効研究が優先され、大麻全体での薬効研究や薬としての開発はあまり重視されていません。しかし、多くの臨床経験などから、単一成分より大麻全体の方が薬効が強く、かつ副作用が少なくなることが知られています。

その理由は、THCやCBD以外の成分にも薬効があり、複数の成分の相互作用や相乗効果によって、複合薬の方が単一成分に勝る場合があるからです。そして、多くの場合、毒性や副作用も緩和されます。**抗がん剤の多剤併用療法の場合は、抗腫瘍効果が高まるのと比例して副作用も増強しますが、大麻の場合は薬効が高まり毒性が低減される点に大きなメリットがあります。**

多幸感は体の治癒力と密接に関連している

私たちの体には肉体的・精神的な苦痛やストレスを抑えるメカニズムが存在します。その代表が、内因性オピオイドと内因性カンナビノイドのシステムです。

エンドルフィン（endorphin）は「体内で分泌されるモルヒネ」とい

う意味で、アルファ、ベータ及びガンマの各エンドルフィンがあります。

ベータ・エンドルフィンは31個のアミノ酸からなるペプチドで、強い鎮痛作用や抗ストレス作用があり、身体的や精神的な苦痛を和らげる効果を持つので脳内麻薬とも呼ばれます。

マラソンなどで長時間走り続けると、最初は苦痛に感じていても次第に快感を得るようになるという「ランナーズハイ」は、ベータ・エンドルフィンの分泌によると言われています。肉体的な痛みや疲労が高まると、脳下垂体などからベータ・エンドルフィンが分泌され、肉体的・精神的な苦痛やストレスを抑える作用を発揮するのです。出産時に体は脳内麻薬を産生することによって痛みを軽減していると言われています。

偽の薬であっても、薬を飲んだという暗示によって治癒効果が現れるプラセボ効果は、薬に対する期待感や、治療を受ける安心感、医師に対する信頼感などによって高くなりますが、プラセボ効果が最もよく現れるのが痛みに対する効果だと言われています。この痛みに対するプラセボ効果も、期待感や安心感によってベータ・エンドルフィンの産生が増えるためという意見もあります。

大麻が多幸感（ハイな気分）をもたらすことはよく知られていますが、それは日本の医学では「有害」な副作用だと考えられています。「多幸感」という言葉が「精神変容作用」という言葉に置き換えられ、大麻を禁止

する理由として使用されています。

「精神変容作用」というと「精神に異常をきたす作用」をイメージして副作用として捉えられますが、これを「精神活性作用」と言い換えれば主作用になります。難病の患者にとって、大麻の精神活性作用は有用な主作用と捉えることもできます。
多幸感はテトラヒドロカンナビノール（THC）の作用によって起こります。合成 THC 製剤のドロナビノール（商品名マリノール）を使った臨床試験では、ハイな気分になる「副作用」は吐き気を止める目的で使用した場合では被験者の 24％、食欲増進剤として使用した試験では被験者の 8％に認められたという報告があります。

多幸感や気分を楽にする効果は、難病の治療には有用な作用と言えます。**有効な治療法が無い絶望的な病気の治療において、気分が楽になり、幸福感を得られる治療は、体の治癒力を高め、病気を治す方向で作用します。**

もし、多幸感が依存性につながるという理由でそのメリットが否定されるとすると、大麻の依存性はアルコールやタバコやカフェインよりも弱いということを知れば、理由にはならないことは明らかです。

内因性カンナビノイド・システムは体のいたるところで生理機能を制御しており、自然治癒力の根本のような働きを担っています。大麻によ

る多幸感もその自然治癒力を高める薬効の一つなのかもしれません。

末期がん患者の緩和ケアとしての医療大麻の可能性

　国立がん研究センターによる 2015 年の予測では、1 年間に新たにがんになる患者数（がん罹患数）は約 98 万人で、1 年間のがんによる死亡数は約 37 万人というデータを発表しています。

　医療技術や新薬の開発によってがん治療は年々進歩し、かつては不治の病と言われたがんも、がん患者全体の 5 年生存率は 60％ くらいになっています。しかしこれは、がんと診断された人の 4 割くらいの患者さんが、5 年以内に主治医から「もう治療法が無い」と言われていることを意味しています。

　治療法が無いと言われた場合、標準治療では残された治療法は緩和医療のみです。つまり苦痛を軽減しながら、安らかに死を迎えることを目的としたホスピスに行くことを勧められます。

　この末期がんの緩和ケアにおいて医療大麻は非常に優れた効果を持っています。**医療大麻は睡眠や食欲を良くし、悪液質状態を抑制して体重減少を防ぎます。**モルヒネの鎮痛効果を高め、副作用を軽減する効果も報告されています。さらに抑うつや不安感を軽減し、幸福な気持ちにし

てくれます。

　食欲が出て体も楽になると、家族との残された日々を楽しむことも、身辺の整理をする余裕も出てきます。**最後まで人間らしく、周りの人に後悔を残さないためにも、がんの末期医療に医療大麻を利用するメリットは大きいと言えます。**

　世界医師会が提言している患者の権利に関するリスボン宣言（1981年採択）の中に「尊厳に対する権利」として「患者は、最新の医学知識に基づき苦痛を緩和される権利を有する」、「患者は、人間的な終末期ケアを受ける権利を有し、またできる限り尊厳を保ち、かつ安楽に死を迎えるためのあらゆる可能な助力を与えられる権利を有する」と記載されています。

　医療大麻が末期のがん患者の苦痛緩和に有効であることが多くの臨床研究によって明らかになった以上、末期がんの緩和医療における医療大麻の利用に関して日本でも検討する時期にきています。

第５章　疼痛と医療大麻

痛みは様々な原因で発生する

　様々な病気の診療において、患者の訴えの中で最も多いのが「痛み」です。

　痛みを感じる仕組みは、体の異常の存在を知り、そこに注意を向けさせる生体警告系として重要な役割を担っています。組織の傷害や異常に気づかないで放っておくと、そのダメージはひどくなります。そのため、体は痛みによって警告を発します。

　切り傷や打撲や火傷などで組織が傷害を受けて炎症が起こると、ブラジキニンやヒスタミンやプロスタグランジンなどの炎症性メディエーターと呼ばれる痛みを起こす化学物質が産生され、これらの物質が末梢神経にある「侵害受容器」という部分を刺激することで痛みを感じます。このような炎症や刺激により発生する疼痛は「侵害受容性疼痛」と呼ばれています。身の危険を察知するための痛みでもあり、誰もが何度も経験している痛みです。

　がんや神経変性や物理的傷害などによって末梢神経や中枢神経が障害されて痛みが発生する場合があります。このような痛みでは、組織障害の警告という意味は失われ、苦痛としての痛み自体によって食欲や睡眠や日常生活が障害され、生活の質（QOL）が著しく低下します。こうした神経の直接的な障害による痛みを「神経障害性疼痛」と言います。見た目には傷や炎症は無いものの、神経が傷つくことによって起こる痛みです。

神経障害性疼痛の原因として、神経組織へのがん細胞の浸潤、帯状疱疹ヘルペスやHIVなどのウイルスの感染による神経細胞のダメージ、多発性硬化症のような脱髄性疾患、糖尿病などの代謝障害、抗がん剤による神経のダメージ、事故や怪我などによる神経の切断や障害、脊柱管狭窄やヘルニアによる神経の圧迫などがあります。

さらに、不安やストレスなど、心理・社会的な要因で起こる痛み（心因性疼痛）もあります。神経障害性疼痛などで慢性的に強い痛みが続くと、不眠や不安や抑うつ状態になり、心因的要因も重なってますます症状が重くなるという悪循環に陥ることもあります。（図10）

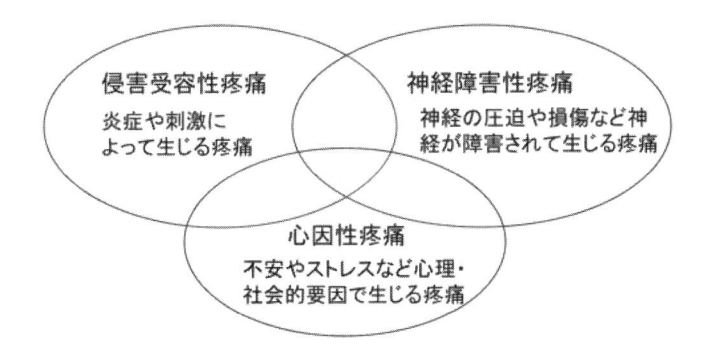

図10：疼痛は様々な原因で生ずる。外傷や火傷や炎症などによって末梢神経の侵害受容体が刺激されて生じる「侵害受容性疼痛」、坐骨神経痛や多発性硬化症や脊髄損傷による痛みや糖尿病性神経障害による痛み・しびれなど、神経の圧迫や損傷などによって生じる「神経障害性疼痛」、不安やストレスなど心理・社会的な要因で起こる心因性疼痛に大別される。長引く痛みでは、これら複数の原因が関与していることが多い。

体には痛みを抑える仕組みが存在する

　知覚神経の末端には熱刺激や化学刺激や機械的刺激などそれぞれの刺激に反応する受容体が存在し、それらの受容体が刺激されると、電位依存性Naチャネルが活性化されて活動電位が発生し、その信号が脊髄を経由して脳に伝達され、脳はこの信号を疼痛と認識します。活動電位というのは、刺激に応じて細胞膜に生じる一過性の膜電位の変化で、イオンチャネルを通じてナトリウムイオンやカリウムイオンが細胞内外の濃度差に従い受動的拡散を起こすことによって生じます。

　脊髄では、筋肉を動かす運動神経は前方（前角）から出ていきます。一方、感覚神経は後方（後角）に集まります。末梢からの痛みのシグナルは脊髄の後角で別の神経にシナプスを介して伝達されます。

　シナプスは神経細胞と神経細胞を結ぶ接合部位で、神経細胞の軸索を伝って刺激（電気信号）がシナプスに達すると、シナプス間隙に神経伝達物質が放出され、それがシナプス後細胞に存在する受容体に結合することによって細胞間の情報伝達が行われます。

　脊髄後角の神経細胞に伝達された疼痛シグナルは、上行性に脳幹、中脳、視床を経て大脳皮質と大脳辺縁系に到達します。大脳皮質ではこのシグナルを痛みと認知します。一方、辺縁系からは下行性の神経細胞が、中脳水道周囲灰白質や吻側延髄腹内側部を通って脊髄の後角に伸び

第5章 疼痛と医療大麻

ます。この神経伝達系は「下行性疼痛抑制系」と呼ばれ、脊髄後角でのシナプス伝達に作用して、痛みを軽減したり増強したりする役割を持ちます（図11）。

　すなわち、脊髄後角における末梢神経と脊髄神経の間での痛みの伝達は上位の脳により制御されているのです。特定の脳領域を刺激すると痛みが軽減することが知られています。このように脳内には痛みを軽減する仕組みが備わっており、この仕組みを利用して痛みを和らげる薬物がいくつか開発され、臨床で使われています。

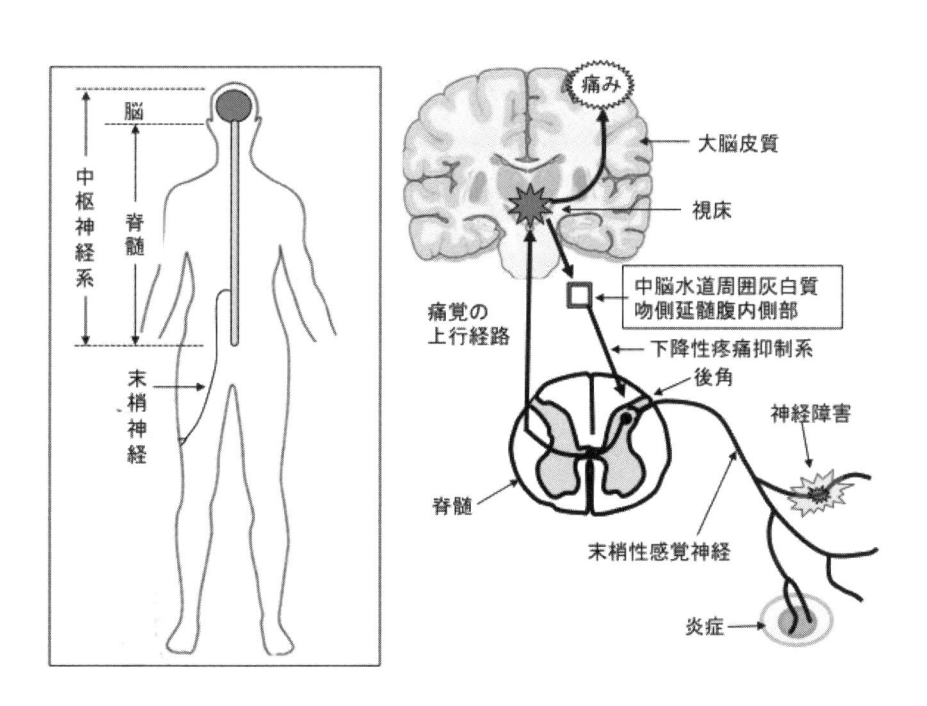

図11：神経障害や炎症などによって発生した痛み刺激は、末梢感覚神経から脊髄後角で脊髄の神経細胞に伝達され、さらに脳幹、中脳、視床を経て大脳皮質に達して痛みとして認知される。大脳辺縁系からは下行性のニューロンが、中脳水道周囲灰白質や吻側延髄腹内側部を通って脊髄の後角に伸び、脊髄後角における末梢神経と脊髄神経の間のシナプス伝達を制御することによって痛みを調節している（下行性疼痛抑制系）。

中枢神経系にはCB1受容体が広く分布している

　カンナビノイド受容体にはCB1とCB2の2種類が知られています。CB1は主に中枢神経系のシナプス（神経細胞間の接合部）や感覚神経の末端部分に存在し、CB2は主に免疫細胞に多く存在しています。

　CB1は神経組織に広く分布していますが、特に大脳皮質の運動野や大脳辺縁系領域、さらに痛覚シグナルの伝達や調節に関与している中脳水道周囲灰白質や吻側延髄腹内側部や脊髄後角や末梢感覚神経の終末部に多く存在しています。このようなCB1受容体の分布の特徴は、CB1が疼痛の制御に関与していることを示唆しています。

　神経細胞間の接合部であるシナプスの前の神経細胞（シナプス前細胞）には、伝達物質を蓄えている袋（シナプス小胞）があり、電気刺激がそこに到達すると、その伝達物質が後の神経細胞（シナプス後細胞）に向けて放出されます。シナプス後細胞には、その伝達物質を受け取る

第5章　疼痛と医療大麻

受容体があり、その伝達物質が受容体にくっつくと、それが電気刺激に変換され、その電気刺激が後の神経を伝わっていきます。このようにして、神経細胞間で情報のやり取りが行われています。

CB1受容体はこのシナプスの前の神経細胞（シナプス前細胞）と末梢神経終末に存在します。シナプス後細胞の受容体に伝達物質が結合してシグナルが伝達されると、シナプス後細胞では同時に内因性カンナビノイドのアナンダミドや2-アラキドノイルグリセロール（2-AG）が産生され、逆行性伝達物質としてシナプス前細胞のCB1受容体に作用します。この逆行性伝達によって、シナプス伝達が制御されています。

具体的には、アナンダミドや2-AGがシナプス前細胞のCB1受容体に結合して活性化すると、アデニル酸シクラーゼの活性を阻害し、電位依存性カルシウム（Ca）チャネルを阻害したり、あるいはカリウム（K）チャネルやマイトジェン活性化プロテインキナーゼ（MAPK）を活性化し、シナプス前細胞からの伝達物質の放出を抑制します（図12）。

カンナビノイドによる鎮痛作用はCB1受容体の活性化による神経伝達物質の放出抑制が主なメカニズムになっています。例えば、下降性疼痛抑制系を制御する中脳水道周囲灰白質や吻側延髄腹内側部において神経伝達物質のγ-アミノ酪酸（GABA）やグルタミン酸は疼痛抑制系の神経シナプスの伝達を抑制しています。CB1受容体の活性化はGABAやグルタミン酸の放出を抑制することによって下降性疼痛抑制系を活性化

する作用が知られています。

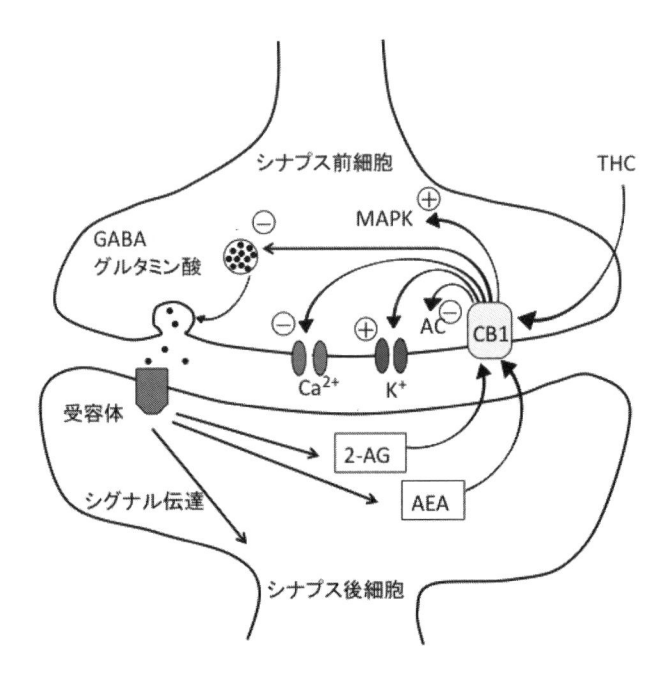

図12：シナプス前細胞のシナプス小包に含まれるγアミノ酪酸（GABA）やグルタミン酸などの神経伝達物質は神経の活動電位が到達すると放出され、シナプス後細胞の受容体に作用してシグナルが伝達される。このときに、シナプス後細胞ではアナンダミド（AEA）や2-アラキドノイルグリセロール（2-AG）が産生され、逆行性にシナプス前細胞の CB1 受容体に結合して活性化する。活性化した CB1 受容体は、アデニル酸シクラーゼ（AC）の活性を阻害し、電位依存性カルシウム（Ca）チャネルを阻害し、あるいはカリウム（K）チャネルやマイトジェン活性化プロテインキナーゼ（MAPK）を活性化し、シナプス前細胞からの伝達物質の放出を抑制する。テトラヒドロカンナビノール（THC）は CB1 受容体に作用して神経伝達物質の放出を抑制することによって、疼痛制御の効果を発揮する。

第5章　疼痛と医療大麻

カンナビノイドは肥満細胞やグリア細胞の活性を抑える

　前述のように、CB1受容体は神経細胞（ニューロン）の間の神経伝達物質の放出を制御することによって、中枢神経レベルと末梢神経レベルの両方で疼痛を軽減するように働きます。

　神経障害性疼痛の発生には、障害部位の神経組織に存在する肥満細胞やグリア細胞（ミクログリアやアストロサイト）の活性化も関与しています。これらの細胞は様々な生理活性物質を産生し、疼痛を増強する作用があります。

　傷害や細菌感染など体の組織に異常が発生したとき、それに対応するために異常部位に様々な細胞が動員されたり、様々な生理活性物質が産生されます。このような生体内で局所的に生成されて作用する生理活性物質を総称してオータコイド（Autacoid）と言います。オータコイドにはヒスタミン、セロトニン、プロスタグランジン、サイトカインなどが含まれます。

　ヒスタミンやセレトニンは細胞内に貯蔵されていて刺激に応じて細胞外に放出されますが、その他のものは刺激に応じて合成されます。

　肥満細胞（マスト細胞）は全身の粘膜下組織や結合組織に存在する骨髄由来の細胞で、血管が分布する組織であればほぼ全ての組織で見いだ

すことができます。肥満細胞の中にはヒスタミンや炎症性サイトカインなどの各種化学伝達物質（ケミカルメディエーター）を含む顆粒が多く存在し、膨れた形態が肥満に似ているため肥満細胞という名称になっています。

　肥満細胞は細胞表面にIgE受容体が存在し、これに抗原が結合したIgEを介して受容体の架橋が成立すると、それがトリガー（引き金）となって細胞膜酵素の活性化がうながされ、内容物である顆粒からヒスタミンなどが放出されます。これを脱顆粒と言います。花粉症や蕁麻疹は抗原刺激による肥満細胞の脱顆粒によるヒスタミン放出によって発症します。抗原とIgE抗体との結合によって誘起されるアレルギー反応を即時型アレルギー反応と言います。

　肥満細胞はこのような即時型アレルギー反応の中心となって働く細胞ですが、近年では、アレルギー以外の様々な免疫応答や炎症反応に関与することや、疼痛にも関与することが明らかになっています。

　また、神経組織の炎症ではミクログリア（小膠細胞）やアストロサイト（星状膠細胞）が活性化され、炎症性サイトカインや活性酸素などを産生して炎症を増悪し、神経障害や疼痛を増悪させます。神経障害性疼痛では脊髄後角でのミクログリアの活性化が報告されています。さらに、疼痛の制御に関与する視床や視床下部、吻側延髄腹側部、中脳中心灰白質においてもミクログリアの活性化が報告されています。

これらの肥満細胞やグリア細胞にはCB2受容体が発現し、CB2受容体のリガンドはこれらの炎症細胞の活性を抑制する作用があり、その結果、神経障害や疼痛を軽減する方向で働きます。

カンナビノイド受容体CB2は様々な原因で起こる痛みを軽減する

カンナビノイド受容体タイプ2（CB2）が炎症性疼痛や神経障害性疼痛の制御に重要な役割を担っていることが多くの研究によって明らかになっています。CB2のアゴニスト（受容体に結合して作用する作動薬）は炎症細胞からの炎症性サイトカインの産生を抑制して炎症反応を抑えます。その結果、炎症性疼痛を軽減できます。

また、ネズミを使って脊髄神経を傷害すると、熱痛覚に過敏になったり、通常では痛みを引き起こさない機械的刺激に対して痛みを感じるようになります。このような痛覚過敏の状態を指標にした動物実験で、CB2受容体の作動薬は疼痛を軽減することが報告されています。

このように動物を使った様々な疼痛モデルで、CB2受容体のアゴニストは炎症性疼痛や神経障害性疼痛の両方に効果があることが報告されています。さらに、抗不安作用や抗うつ作用も報告されています。

不安に対する効果を評価する動物実験に、高架式十字迷路テストや

ビー玉埋めテストがあります。

　高架式十字迷路テストは、マウスが壁際を好むという性質を利用して、壁の無い道を恐れずに探索するか観察します。不安があると壁のある道ばかり行き来します。壁の無い道に侵入した回数と滞在時間を指標として不安感を評価します。

　ビー玉埋めテストはマウスが飼育ケージに入れられた多数のビー玉を床敷きで埋めて隠そうとする行動を観察するテストで、強迫性障害のモデルです。ビー玉に対する不安を反映しています。

　このような複数の実験モデルでCB2受容体の作動薬が抗不安作用を示すことが明らかにされています。

　抑うつに対する評価法として尾懸垂試験や強制水泳テストなどがあります。

　尾懸垂試験は、マウスを逆さ釣りにすると初めは暴れますが、次第にあきらめて無動となりなります。この状態を「絶望状態」と呼び、10分間中の無動であった時間を計測する試験です。強制水泳テストは、水を張った容器にネズミを入れ呼吸及び浮くために必要な動作以外は動かないでいる無動時間を測定する試験です。

無動時間を短縮する効果は、絶望状態にさせないことを意味するので、抗うつ作用の指標になります。このような実験モデルでCB2受容体の作動薬（アゴニスト）は抗うつ作用を示すことが報告されています。

　このように、CB2受容体作動薬の鎮痛作用は、神経系への作用や、抗炎症作用や、さらに心理的・精神面での作用などが総合的に合わさっていると言えます。

　第4章で解説したようにCB1受容体のアゴニストにも抗不安作用と抗うつ作用が証明されています。CB1とCB2のアゴニストはそれぞれが相乗的に作用して抗不安や抗うつ作用や鎮痛作用を発揮することが推測されます。

CB2の活性化は抗炎症作用や鎮痛作用や細胞保護作用や抗がん作用を示す

　CB2アゴニストはアルツハイマー病や炎症性腸疾患（潰瘍性大腸炎やクローン病など）の動物実験モデルでも治療効果があることが報告されています。

　CB2受容体のアゴニストには、炎症を抑制する抗炎症作用や鎮痛作用があります。CB2受容体の活性化が有効な疾患として、様々な種類の疼

痛、がん、神経系の炎症や変性による疾患、免疫異常、咳、炎症性疾患、心血管疾患、肝疾患、腎臓疾患、骨の異常、かゆみ（掻痒）などが報告されています。

　選択的CB2受容体アゴニストによる治療効果が期待できる疾患として表2のような多くの疾患が報告されています。CB2受容体アゴニストは多くの疾患に対して治療効果を示す可能性があります。

・手術後疼痛	・コカイン依存
・慢性炎症性疼痛	・外傷性脳障害
・神経障害性疼痛	・脳卒中
・骨転移を含むがん性疼痛	・動脈硬化症
・掻痒症	・全身性硬化症
・パーキンソン病	・炎症性腸疾患
・ハンチントン病	・アルコール性肝疾患などの慢性肝障害
・筋萎縮性側索硬化症	・糖尿病性腎症
・多発性硬化症	・骨粗しょう症
・自己免疫性ぶどう膜炎	・咳
・エイズ脳炎	・がん（乳がん、前立腺がん、皮膚がん、膵臓がん、結腸直腸がん、肝臓がん、転移性骨腫瘍、悪性リンパ腫、白血病、神経膠腫など）
・アルコール性神経障害	
・不安関連障害	
・双極障害や人格障害や注意欠陥・多動性障害や物質使用障害における衝動	

表2：カンナビノイド受容体タイプ2（CB2）の活性化が有効な疾患。
(Philos Trans R Soc Lond B Biol Sci. 367(1607):3353-63.2012年の表1より)

第5章　疼痛と医療大麻

カンナビノイドの合剤の方が単一成分より鎮痛効果が高い

Δ9-テトラヒドロカンナビノール（THC）は低用量ではがん性疼痛を緩和しますが、単独で高用量を摂取すると副作用（不眠、めまい、運動失調、視力障害など）が出るという欠点があります。

しかし、THCとカンナビジオール（CBD）を同量で併用すると、THCの副作用を軽減し、鎮痛効果が増強し、オピオイドに抵抗性のがん性疼痛の患者の疼痛を軽減する効果が報告されています。

オピオイド系鎮痛薬で十分な鎮痛効果が得られない強度のがん性疼痛を有する177例のがん患者を対象に、テトラヒドロカンナビノール（THC）とカンナビジオール（CBD）を含む抽出エキス（THC+CBD）、THCのみを含む抽出エキス、プラセボ（偽薬）の効果を比較検討したランダム化二重盲検試験が行われています。

対象患者には無作為にTHC+CBD群（n=60）、THC群（n=58）、プラセボ群（n=59）の3群に分けて2週間の薬の投与が行われました。

疼痛のレベルは主観的な痛みの強さを0から10までの11段階の数字を用いて、患者自身に痛みのレベルを数字で示してもらう疼痛評価スケール法で判定しています。

この方法では、0 は痛みなし、1 〜 3 は軽い痛み、4 〜 6 は中等度の痛み、7 〜 10 は強い痛みを表しています。この臨床試験では、服用前のベースラインの数値から 2 週間後の数値の差を比較しています。

　2 週間の投与の結果、プラセボ群は疼痛評価スケールの値が 0.69 の減少を認め、THC 単独群では 1.01 の減少、THC+CBD 群では 1.37 の減少でした。

　プラセボ群と THC+CBD 群の間では統計的有意に疼痛の軽減が認められましたが、THC 群ではプラセボ群と比較して統計的有意差は認められませんでした。

　ベースラインから 30% 以上の疼痛評価スケールの数値の減少を認めたのは、プラセボ群が 12 例（21%）に対して THC+CBD 群では 23 例（43%）で、この差は統計的に有意でした。THC 単独群では 12 例（23%）でプラセボ群と統計的な差は認めませんでした。

　これらの結果から、「オピオイドで十分な鎮痛効果が得られない進行がん患者の疼痛の軽減に THC+CBD の配合された大麻抽出エキスは有効である」という結論になっています。(J Pain Symptom Manage. 39(2):167-79. 2010 年)

　痛みはプラセボ効果が良く出る症状です。プラセボ（偽薬）でも鎮痛

薬と言って投与すると、患者さんは鎮痛効果を期待するので、ある程度の鎮痛効果が得られます。鎮痛に対するプラセボ効果は患者さんの期待感が大きいほど高くなります。同じ偽薬でも、値段を高く言うほどプラセボ効果が高くなるという報告もあります。価格が高いほど、良く効くだろうと患者さんの期待度が上昇するからです。

　この臨床試験でも、プラセボ群で疼痛評価スケールの数値が 0.69 の低下を認めているのはプラセボ効果によるものです。したがって、鎮痛効果の比較は、患者を無作為に分け、患者さんも投与する医師もどの薬を使ったか分からない様な試験（ランダム化二重盲検試験と言う）を行い、プラセボ群より統計的に有意な疼痛評価スケールの値の減少を認めた場合に、鎮痛効果が証明されたことになります。

　この臨床試験では、THC 単独では統計的に有意な鎮痛効果は認められなかったが、THC と CBD の合剤（Sativex）では有意な鎮痛効果が認められたという結果でした。

大麻に含まれる精油成分にも鎮痛作用がある

　大麻の主成分である Δ 9- テトラヒドロカンナビノール（THC）のみでは効能が弱く、精神変容作用など副作用が強いという欠点があります。カンナビジオール（CBD）は、THC の治療効果を高め、精神作用を

軽減する効果があり、THCとCBDの合剤の方がTHC単剤より有用であることが知られています。

CBD以外の精神作用が無いカンナビノイドのテトラヒドロカンナビヴァリン（tetrahydrocannabivarin）、カンナビゲロール（cannabigerol）、カンナビクロメン（cannabichromene）なども大麻の薬効や、THCの副作用軽減に関与しています。

さらに、大麻に含まれる精油成分のテルペン類も、カンナビノイドの効果を高める作用が指摘されています。

精油(せいゆ)は英語ではエッセンシャル・オイル（essential oil）と言います。精油は植物が産出する揮発性の油状物質で、各植物や部位によって特有の配合成分を有し、特有の香りと機能を持ちます。

テルペン類とは植物体内でメバロン酸経路により生合成され、イソプレン骨格（C5H8）がいくつか結合してできた化合物の総称です。モノテルペンはイソプレンが2個結合（C10H16）し、セスキテルペンはイソプレンが3個結合し、ジテルペンはイソプレンが4個結合したものです。

炭素が10個で構成しているC10のモノテルペン類と、炭素が15個（C15）で構成されるセスキテルペン類は分子が小さいので揮発性が高

第5章　疼痛と医療大麻

く、空気中を漂い匂いを作り出しています。

テルペン類とカンナビノイドは共通の前駆物質から合成されます。したがって、テルペンの中にカンナビノイドと似た作用を示すものがあっても不思議ではありません。

大麻に含まれるテルペンとしてリモネン（limonene）、ミルセン（myrcene）、α-ピネン（α-pinene）、リナロール（linalool）、β-カリオフィレン（β-caryophyllene）、カリオフィレン・オキサイド（caryophyllene oxide）、ネロリドール（nerolidol）、フィトール（phytol）などが知られています。これらは、大麻草以外の植物や香辛料などに広く含まれており、食品からも摂取されています。これらのテルペン類は米国食品医薬品局（FDA）やその他の多くの国の機関で安全性の高い食品添加物に分類されています。それぞれのテルペンは固有の薬効を持っています。

大麻の抗炎症作用と鎮痛作用においては、カンナビノイドとテルペンの相乗効果が報告されています。すなわち、カンナビノイドもテルペンも抗炎症作用や鎮痛作用があり、これらの作用においてカンナビノイドとテルペンが相乗的に作用して効果を高めると考えられています。

例えば、動物実験などで、CBDとセスキテルペンのβカリオフィレンをそれぞれ単独で使用するより、それらを併用する方が、抗炎症作用

と鎮痛作用が強くなることが報告されています。

　すなわち、大麻の薬効はその代表的成分の THC や CBD だけで決まるのではありません。その他の約 80 種類のカンナビノイドもそれぞれの作用があったり、他のカンナビノイドの作用に影響することによって薬効に関与します。さらに、テルペン類なども大麻の薬効に関与しています。

　これが、大麻の特定の成分を分離して薬にする西洋薬的発想より、大麻草として全体を利用する薬草療法的発想の方が有効である根拠になります。このような大麻の多成分の相乗効果は「アントラージュ（Entourage）効果」と呼ばれています。（第 8 章参照）

セスキテルペンの β カリオフィレンは CB2 アゴニスト

　大麻に含まれる β カリオフィレン（β caryophyllene）というセスキテルペン類の成分が、非常に低い濃度で CB2 受容体に結合して活性化し、炎症性サイトカインの産生を抑制し、抗炎症作用や神経障害性疼痛の軽減作用を示すことが報告されています。そして、カンナビノイドと β カリオフィレンの相乗作用によって、顕著な鎮痛作用が得られる可能性が報告されています。

様々な動物実験モデルで、βカリオフィレンが抗炎症作用と鎮痛作用を示し、この作用がCB2受容体のアンタゴニスト（阻害薬）を投与すると消失することから、βカリオフィレンがCB2受容体を活性化して抗炎症作用と鎮痛作用を発揮することが証明されています。

βカリオフィレンは黒胡椒、オレガノ、バジル、ローズマリー、ライム、シナモン、セロリなどの多くのハーブやスパイスの精油にも豊富に含まれています。βカリオフィレンは米国食品医薬品局（FDA）やその他の多くの国の機関で安全性の高い食品添加物に分類されています。

「アマゾンの秘薬」と言われるコパイバにも大量に含まれています。アマゾン川流域ではコパイバと呼ばれるCopeifera属の木に傷をつけて流れ出る樹液が、古くから病気の治療に利用されています。この天然の樹液には精油と樹脂が含まれ、精油の主成分はセスキテルペンのβカリオフィレンです。アマゾンの原住民は古くからコパイバを多くの疾患の治療に使用してきました。そして、このような万能薬としての薬効の多くが、精油成分のβカリオフィレンからの寄与が大きいと考えられています。

ナビキシモルス（Nabiximols）はΔ9-テトラヒドロカンナビノール（THC）とカンナビジオール（CBD）をほぼ同量含む大麻抽出エキスを製剤化したもので、商品名サティベックス（Sativex）として多くの国で認可されています。多発性硬化症患者の痙縮、疼痛、過活動膀胱など

の症状の改善目的で使用され、カナダではがん性疼痛の緩和でも使用が認可されています。

ナビキシモルスは大麻抽出物であるため精油成分も含まれています。ナビキシモルスの薬効に、カンナビノイドとテルペン類の相互作用が薬効のより強い発現に重要だと考えられています。つまり、**個々のカンナビノイドを分離して使用するより、大麻草の抽出物あるいは大麻草そのものを使う方が効果が高く、副作用も軽減できると考えられているのです**。

大麻はオピオイドの鎮痛効果を高める

モルヒネなどのオピオイド系鎮痛剤はオピオイド受容体に作用して効果を発揮します。

オピオイド受容体にはデルタ（δ）、カッパ（κ）、ミュー（μ）などのサブタイプがありますが、モルヒネの鎮痛作用は主にミュー（μ）受容体が関与しています。

オピオイド受容体とカンナビノイド受容体はともにGタンパク質共役型受容体で、神経細胞や免疫細胞に分布している点も類似しています。鎮痛作用もメカニズムも多くの共通点があります。

第5章　疼痛と医療大麻

　μオピオイド受容体は末梢感覚神経においては、侵害受容線維であるＣ線維やＡδ線維の前シナプス末端部に存在し、リガンド（受容体に結合して作用する作動薬）の結合により膜電位依存性のカルシウムチャネルの機能を抑制し、疼痛伝達物質（サブスタンスＰなど）の放出抑制によって鎮痛効果を示します。

　中枢神経系では、μオピオイド受容体は脊髄後根、大縫線核、中脳水道周囲灰白質、視床などに局在しています。これは下降性疼痛抑制系において痛覚情報伝達・制御系に関与している部位でカンナビノイド受容体CB1の局在とも類似しています。モルヒネと大麻は、下降性疼痛抑制系を抑制しているGABA作動性神経からのGABA放出を阻止することによって痛覚抑制系を増強し、鎮痛作用を発現すると理解されています。

　第2章で解説したように、モルヒネを長期に亘って使用していると、様々なメカニズムで耐性ができ、同じ効果を得るのにより多くの量が必要になってきます。そして、モルヒネには延髄の呼吸中枢を抑制して呼吸抑制を引き起こす副作用があり、これがモルヒネなどのオピオイド系鎮痛薬による死亡の原因になっています。

　大麻は、オピオイドと同じようなメカニズムで鎮痛効果を発揮しますが、呼吸中枢には作用しないので、服用量が増えても死亡することはありません。さらに、医療大麻にはオピオイド系鎮痛薬の効果を高める作

用が報告されています。

　例えば、オピオイド系鎮痛薬で十分な鎮痛効果が得られていない進行がん患者を対象にした臨床試験で、大麻抽出エキスのナビキシモルスがオピオイドの鎮痛効果を高める効果が報告されています。

　THCとモルヒネを時間をおいて交互に摂取すると顕著な鎮痛効果が得られるという動物実験の結果も報告されています。

　受容体が強く刺激されると受容体の感受性が低下したり、細胞内に移動して受容体の数が減るなどのメカニズムで耐性が出てきます。そこで、単独では十分な鎮痛効果が得られない少量の投与量でモルヒネとTHCを併用すると、2つの相乗効果で十分な鎮痛効果が得られ、しかも耐性ができないという動物実験の結果が報告されています。

　その他にも、オピオイド系鎮痛薬と医療大麻の併用が、鎮痛効果の増強と副作用軽減に有効であることを示す研究結果が数多く報告されています。カンナビジオールがモルヒネの報酬系亢進作用を抑制することによって、モルヒネ依存を予防するという報告もあります。

医療大麻はオピオイドによる死亡を減らす

　痛みに対しては、アスピリンなどの非ステロイド性消炎鎮痛剤や、モ

第5章　疼痛と医療大麻

ルヒネなどの麻薬性（オピオイド系）鎮痛薬が用いられます。しかし、神経障害性疼痛には鎮痛剤が効きにくく、オピオイド系鎮痛薬を多く使用しても効かない場合があります。そして、効果を高めるためにオピオイド系鎮痛薬を増やすと、その副作用で死亡するケースが多いことが報告されています。

　米国の2010年のデータでは、1年間に38329人が医薬品の過剰投与で死亡しており、最も多い原因はオピオイド系鎮痛剤で、年間死亡数は16651人です。オピオイド系鎮痛剤の過剰投与による死亡がこの10年以上にわたって年々増えています。これは、がん以外の慢性疼痛に対するオピオイド系鎮痛薬の投与が増えているためです。（JAMA. 309(7):657-659. 2013年）

　このオピオイドの過剰投与による死亡者数が、医療大麻の使用が許可になっている州では減少していることが報告されています。慢性疼痛は医療大麻の主な適応疾患であるため、医療大麻の使用を許可する州法が、オピオイド鎮痛薬の過剰投与による死亡数に影響を及ぼす可能性が推測されます。

　そのため、医療大麻法の存在とオピオイド鎮痛薬の過剰投与による死亡数の関連を検討する目的で、1999年から2010年までの全米50州の死因のデータを解析し、それぞれの州の年齢調整の10万人当たりのオピオイド鎮痛薬の過剰投与による死亡率を算出しています。

そこでは、

「医療大麻法が無い州に比べて、医療大麻法がある州では、年間のオピオイド鎮痛薬の過剰投与による死亡率が平均して 24.8% 少なかった」

「医療大麻法が施行されてからの年数が経るにしたがって死亡率が減少した」

という結果が得られています。

この論文の結論は「医療大麻法は州別のオピオイド鎮痛剤の過剰投与による死亡率の減少と関連が確認された。オピオイド過剰投与による死亡を減らす対策として医療大麻の使用に関するさらなる検討が必要である」となっています。

つまり、モルヒネなどのオピオイド系鎮痛薬を使うより医療大麻の方が安全であるという証拠の一つと言えます。

医療大麻の鎮痛作用

脊髄は脳と体をつなぐ中枢神経で、この部位の損傷を脊髄損傷と言います。主として大きな外傷を受け、脊椎が骨折したり脱臼を起こした際

第 5 章　疼痛と医療大麻

に生じます。脊髄が損傷すると脳からの情報が伝わらなくなり、障害部位以下の運動や知覚や自立神経機能が著しく阻害されます。

　カンナビノイドが脊髄損傷に伴う疼痛を緩和することが報告されています。脊髄損傷の患者さんが、合成 THC 製剤や THC と CBD の合剤（サティベックス）の使用によって疼痛や筋肉の硬直（痙縮）やけいれんが軽減し、睡眠が改善されたという臨床試験の結果が報告されています。

　すでに医療大麻の使用が許可されている米国の州から、その効果や安全性に関する研究結果が報告されています。例えば、慢性疼痛性疾患に医療大麻を使っている患者さんを対象にした聞き取り調査が報告されています。(Hawai'i Journal of Medicine & Public Health. 73(4):109-111. 2014 年)

　この研究は、ハワイ州で 2010 年 7 月から 2011 年 2 月までに医療大麻の使用許可の更新に訪れた 100 人を対象に、医療大麻を使用する前後で、痛みの度合いを 0（疼痛なし）から 10（今まで経験したことの無い痛み）に 11 段階に分けた疼痛スケールで評価して比較しています。その結果、医療大麻を使用する前の疼痛スケールの平均値が 7.8 で、医療大麻を使用してからの疼痛スケールの平均値は 2.8 でした。この結果は、痛みが平均 64% 軽減されたことを示しています。

　さらに、50% の人がストレスや不安が軽減し、45% の人が不眠が改

善したと報告しています。その他、食欲増進（12%）、吐気の軽減（10%）、集中力の亢進（9%）、抑うつ症状の改善（7%）など、症状や体調の改善効果も認められています。その結果、痛みや不安や不眠のために使用していた薬を減らしたり、中止できるようになった患者さんもいました。

患者さんの多く（71%）は副作用を全く経験していません。6%の患者さんは咳や喉の刺激感を経験しましたが、重篤な副作用は1件も経験されていませんでした。

この論文の結論は、「医療大麻は極めて安全で、多くの慢性疼痛性疾患に対して有効性の高い治療法である。医療大麻は疼痛を緩和し、不眠を改善し、不安を軽減する。医療大麻は多くの病気の治療に極めて有効であり、医療大麻の使用や研究を禁じている連邦法のスケジュールIへの分類から早くはずすべきである。」となっています。

米国では多くの慢性疼痛性疾患にオピオイド系鎮痛薬が使用されています。その過剰服用による副作用で救急外来に運び込まれる患者の数は年間50万人になると報告されています。オピオイド系鎮痛薬の副作用で死亡する人は1年間に16000人を超えています。

アルコールやベンゾジアゼピン（向精神薬の一種）やオピオイドの離脱症状（禁断症状）で救急外来に運び込まれる患者は多くいますが、大麻を止めて離脱症状が起こって来院する患者は皆無であると言われてい

ます。大麻には身体依存は無いからです。

　医療大麻が極めて安全で臨床的に効果があるという点が重要です。医師が守らなければならない倫理や任務に関して「ヒポクラテスの誓い」というのがあります。この中に

「患者に利すると思う治療法を選択し，害と知る治療法を決して選択しない」とあります。医療大麻はモルヒネなどのオピオイド系鎮痛薬より、この誓いに則した薬と言えます。医療大麻には過剰摂取でも死亡することは無いという点で、オピオイドとは比べものにならない利点があります。

大麻は偏頭痛の発生を予防する

　古くから、偏頭痛の治療に大麻の喫煙が有効であることが経験的に知られています。
　偏頭痛は頭の片側のみに発作性に拍動性の（脈打つような）痛みや吐き気などの症状を伴う疾患です。頭痛は月に1～3回程度で、一度起きると4時間～3日間くらい続くのが普通です。有病率は日本人で8％程度、欧米人で10～15％と言われ、比較的多い疾患です。

　偏頭痛の発生メカニズムはまだ完全には解明されていませんが、何らかの刺激で神経細胞やグリア細胞が活性化され、最終的には三叉神経が

刺激され、三叉神経の末端から血管拡張や疼痛を引き起こす物質（サブスタンスPやカルシトニン遺伝子関連ペプチドなど）が分泌され、さらに肥満細胞からヒスタミンなどの化学伝達物質が放出され、血管拡張や炎症を誘発して頭痛が発生します。

　偏頭痛の場合、三叉神経が刺激される前、つまりケミカルメディエーターが放出される前に、大脳皮質拡延性抑制 (cortical spreading depression) という現象が大脳に生じ、これが前兆や予兆と呼ばれる症状（なんとなく頭痛がきそうだという予感）を引き起こします。大脳皮質拡延性抑制というのは、大脳神経細胞の過剰興奮のようなもので、これがきっかけになって、三叉神経に興奮（刺激）が伝わると考えられています。これは数十分くらい続くので、偏頭痛の患者は頭痛発作が起こるのを察知できます。

　この時期に大麻を吸えば、大脳皮質拡延性抑制が抑えられ、さらに三叉神経終末のCB1受容体に作用して三叉神経終末からのケミカルメディエーターの放出を抑制できるので、頭痛発作が回避できることになります。三叉神経末端からケミカルメディエーターが放出されてからでは、大麻は効かないようです。

　大麻は偏頭痛の痛みを取るのではなく、痛みが発生する過程の途中で止める作用があると考えられています。痛みが始まる前にできるだけ早く、分単位で対処できるように、多くの患者は巻いた大麻タバコとライ

ターをケースに入れて持ち歩いているそうです。

　一度偏頭痛が始まってしまうと大麻の効果もそれを抑えきることはできないという患者が多いようです。しかし、偏頭痛の前兆や予兆の段階で大麻を喫煙すると、偏頭痛の発症を予防できるようです。

大麻は外傷後ストレス障害（PTSD）の症状を緩和する

　外傷後ストレス障害（Post Traumatic Stress Disorder：PTSD）とは、生死に関わるような出来事の体験や、強い恐怖感や精神的苦痛の経験の記憶がこころの傷（トラウマ）として残り、様々な症状を引き起こす病気です。トラウマとなる体験として大規模な災害、犯罪、交通事故、家庭内暴力、虐待などがあります。

　突然、つらい記憶がよみがえり、感情が不安定になり、取り乱したり涙ぐんだり怒ったりする場合もあります。警戒心が強くなってイライラしたり、不眠になったり、同じ悪夢を繰り返し見ることもあります。つらい記憶に苦しむことを避けるために、感情や感覚が麻痺することもあります。その結果、通常の日常生活や社会生活が送れなくなります。

　治療としては、カウンセリングなどの心理療法や、ストレスを緩和する精神療法や、抗うつ薬などの薬物療法が行われます。

米国では、PTSD の治療に大麻が使用され、有効性が報告されています。オタワ大学精神科の研究者らは、合成テトラヒドロカンナビノール製剤のナビロンの投与により、悪夢や不眠症など PTSD の症状が著しく改善した他、慢性痛にも主観的な改善が見られたと報告しています。また、ナビロン治療により、被験者らの処方薬（抗精神病薬や鎮痛薬）の服用が減ることを報告しています。

　ニューメキシコ州は、医療大麻の適用疾患に PTSD を最初に記載した州です。2009 年から 2011 年までに医療大麻で治療を受けた 80 例の PTSD 患者の治療結果が報告されています。PTSD の症状の程度をスコア化して評価する方法で比較し、医療大麻を使用する前に比べて、医療大麻の使用で症状が 75% 以上の改善を認めたという結果が得られています。(J Psychoactive Drugs. 46(1):73-7. 2014 年)

　PTSD の患者は、アナンダミドなど内因性カンナビノイドの生産が減少しているという報告もあります。アナンダミドは、不安感や抑うつ症状を軽減し、ストレスに対する抵抗力を高める作用が知られています。内因性カンナビノイドシステムは嫌な記憶を消去して脳を心的外傷やストレスから守る働きがあるという指摘もあります。

　このような体が持つストレス抵抗性を高めて PTSD を治療する方法として医療大麻は優れていると思われます。

第6章　神経難病・てんかんと医療大麻

神経組織は神経細胞とグリア細胞から構成される

　脳や脊髄など神経組織には大きく分けて２種類の細胞が含まれています。神経細胞(ニューロン)とそれを支える神経膠細胞(グリア細胞)です。その他に血管を構成する細胞もあります。

　神経細胞は感覚や運動などの情報を処理する主体で、その神経細胞を支え栄養を与えるのがグリア細胞です。グリア細胞は主に３種類あり、アストロサイト、オリゴデンドロサイト、ミクログリアと呼ばれています。

　アストロサイト（星状膠細胞）は、多数の突起があり星のように見えるところからこの名があります。神経組織の形態維持、血液脳関門、神経伝達物質の輸送などの役割を担っています。オリゴデンドロサイト（乏突起膠細胞）は神経細胞の軸策に巻き付いて髄鞘の形成や栄養補給の機能を持っています。

　神経細胞とアストロサイトとオリゴデンドロサイトは外胚葉（胎児発生初期の胚の外表面の細胞層で、神経系や表皮や感覚器などに発達する）に由来するのに対し、ミクログリア（小膠細胞）だけは骨髄系の白血球のマクロファージに由来します。

　ミクログリアは脳内で何か異常が起これば直ちにその部位に移動し、

第6章　神経難病・てんかんと医療大麻

病原体などの敵だと認識すれば排除しようと戦い、細胞が死んでしまえばそれを食べて組織をきれいに保つ働きをします。

ミクログリアは病原体などの敵と戦うときに様々な毒性物質（活性酸素や炎症性サイトカインなど）を出しますが、うまく制御できないとそれが味方の細胞(特に健康な神経細胞)にも作用して、余計に神経細胞を殺してしまうことなります。つまり、ミクログリアはマクロファージと同様に、傷害を受けた神経組織を修復する目的で活性化されるのですが、このミクログリアの活性化が何らかの原因で慢性化すると神経細胞の死滅が促進されることになります。 様々な神経変性疾患で、ミクログリアの過剰な活性化が起こっていることが明らかになっています。

神経細胞の保護作用とミクログリアの活性制御にカンナビノイド受容体のCB1とCB2が連携して働くことが明らかになっています。すなわち、神経細胞（ニューロン）に発現しているCB1受容体は興奮性シグナルを抑制し神経細胞死を抑制する働きがあります。ミクログリアのような炎症細胞にはCB2受容体が発現しており、CB2受容体の活性化は炎症細胞の活性を抑制して、抗炎症作用を示します。

カンナビジオールは脳虚血による神経細胞死を抑制する

　成人男性の脳の重さは1.2から1.5kg程度で体重の約2％しかありませんが、酸素の消費量は全身の20％程度、グルコース（ブドウ糖）の消費量は全身の25％程度と、重量の割に酸素とグルコースの消費が高い臓器です。したがって、酸素やグルコースの供給が減ると神経細胞は機能が低下し、高度になると神経細胞は死滅します。

　例えば、一酸化炭素中毒は酸素を運ぶヘモグロビンに一酸化炭素が結合して、酸素の運搬を阻害することによる低酸素によって起こる脳障害です。脳梗塞では脳血管が閉塞することによって神経細胞が死滅していきます。つまり、脳組織の低酸素や虚血は神経細胞を死滅させる最も一般的な原因となっています。

　神経組織が虚血になってグルコースや酸素の供給が止まると、グリア細胞のアストロサイトに乳酸が蓄積して酸性になり、興奮性アミノ酸のグルタミン酸を放出します。グルタミン酸はグルタミン酸受容体を介して興奮性の刺激を伝達する物質ですが、細胞外に放出されると神経細胞に非常に危険な毒性を示します。グルタミン酸受容体が活性化されると細胞内のカルシウム濃度が上昇し、細胞死が誘導されます。

　大麻成分のカンナビジオールはグリア細胞の活性化を抑制し、グルタミン酸による神経細胞のダメージを抑制するという作用が報告されてい

ます。

　カンナビジオールはカンナビノイド受容体のCB1とCB2には作用しません。カンナビジオールが作用する受容体やタンパク質が多数報告されていますが、その中には細胞内への電解質などの物質の出入りを調節する様々な種類のイオンチャネルやトランスポーター、細胞のシグナル伝達に関与する受容体や酵素などが含まれ、これらの物質を活性化したり抑制する作用が報告されています。

　遺伝子発現にも作用します。例えば、炎症反応の過程で活性化される転写因子（NF-κB）の活性を阻害して、一酸化窒素の産生を抑制する効果が報告されています。細胞内の抗酸化酵素や解毒酵素の発現量を増やす作用も報告されています。

　このように、抗酸化作用、抗炎症作用、グリア細胞の活性化の抑制作用、グルタミン酸の代謝の調節など多彩な作用によって神経細胞をダメージから保護すると考えられています。

　その結果、カンナビジオールは脳卒中だけでなく、筋萎縮性側索硬化症や多発性硬化症やハンチントン病やパーキンソン病など、様々な神経変性疾患の治療にも効果が期待されています。

神経変性疾患とは

　神経変性疾患というのは、中枢神経系（脳や脊髄）の神経細胞が死滅していく病気です。多くは原因不明で、有効な治療法が無いので「神経難病」と呼ばれている疾患群です。どの部位の神経細胞が死滅するかで、症状が違ってきます。

　筋肉運動を起こす指令は、中枢神経系（脳や脊髄）から延びた神経線維を伝って筋肉まで届きます。したがって、神経細胞が死んだり、神経線維が途中で切れると、脳からの命令が筋肉に伝わらないので、麻痺が生じます。

　筋萎縮性側索硬化症（ALS）は、運動神経（大脳からの運動の命令を筋肉まで伝える神経）が選択的に障害される神経変性疾患です。全身の筋肉を動かしにくくなり、筋肉が痩せていきます。喉の筋肉の力が入らなくなると声が出しにくくなり、水や食べ物の飲み込みもできなくなります。最後は呼吸の筋肉も働かなくなって人工呼吸器が必要になります。

　運動神経以外（感覚神経や自律神経、脳の高度な機能）はほとんど障害されないため、体の感覚、視力や聴力、内臓機能や思考力などは全て正常に保たれます。

第6章 神経難病・てんかんと医療大麻

　ALSのマウスの実験モデルを用いた研究では、カンナビノイドの投与によって病気の進行が遅らせることができ、生存期間を延ばす効果が報告されています。米国の報告では、ALS患者の10%くらいが症状の緩和の目的で大麻の喫煙や大麻茶の飲用を行っているという報告があります。

　運動神経の経路は、脳から筋肉へ直接命令を伝える経路（錐体路という）の他に、運動が円滑に行えるよう、無意識のうちに筋肉の緊張を調節する経路（錐体外路）もあります。

　筋緊張を調節したり運動が円滑に行えるよう調節しているのは、大脳の底辺部にある大脳基底核や小脳です。これらの部位の神経細胞が死滅すると、麻痺は無くても運動が円滑に行えなくなります。

　医療大麻が、筋萎縮性側索硬化症や多発性硬化症やパーキンソン病やハンチントン病など多くの神経変性疾患に効果があることを示す臨床試験の結果が増えています。

多発性硬化症は中枢神経系の脱髄によって発症する

　多発性硬化症は、脳や脊髄などの中枢神経が炎症によって損傷し、手足の麻痺や視力の低下などの重篤な症状が現れる難病です。

　脳や脊髄の神経細胞には軸索と呼ばれる突起があり、この突起が他の神経細胞につながって神経細胞間の情報伝達を行っています。軸索には、それを包む鞘のようなものがあり、「髄鞘」と呼ばれます。髄鞘は、神経細胞の突起（軸索）を保護したり、電気的な情報の伝達をスムーズに行うような働きをしています。家庭の電線がショートしないようにビニールのカバーからなる絶縁体によって被われているようなイメージです。

　この髄鞘が、炎症などによって壊されることを脱髄と言い、脱髄が生じると神経細胞の情報伝達がうまくいかず、運動失調やしびれや痛みを引き起こします。

　多発性硬化症は、脳や脊髄などの中枢神経に脱髄をきたす疾患で、「脳や脊髄に多数の硬い病変が見つかる病気」という意味から「多発性硬化症」という病名になっています。

　脱髄が生じる詳しいメカニズムはまだ分かっていませんが、自己免疫機序が想定されています。自己免疫機序というのは、自分の免疫細胞が

自分の細胞を攻撃することです。リンパ球などの免疫細胞は、細菌やウイルスなどの外敵から守る働きがありますが、この免疫細胞が自分の細胞成分を異物と勘違いして攻撃するのが自己免疫疾患です。多発性硬化症は、神経の髄鞘の成分に対してリンパ球が攻撃する自己免疫疾患の一種だと考えられています。

多発性硬化症は欧米の白人に多く、北ヨーロッパでは人口10万人当たり50人から100人くらいの患者さんがいます。

日本では欧米より少なく、人口10万人当たり8～9人程度と考えられており、1万人以上の患者さんがいます。発症する年齢は若年成人と言われる20～30代が多く、また男性に比べて女性に多く発症します。多発性硬化症は、厚生労働省の特定疾患（いわゆる神経難病）に指定されています。

症状は損傷を受ける神経領域の部位によって様々に変化しますが、よく見られる症状として、耐え難い疼痛や痙縮や膀胱機能の障害があります。痙縮というのは、筋肉の緊張が亢進した状態で、手足が突っ張ったような症状を呈します。

治療としては、自己免疫機序を抑制するために副腎皮質ホルモンや免疫抑制剤などが使用されます。症状を和らげる目的では、筋肉のけいれんを抑制する抗てんかん薬や鎮静剤、痛みを軽減するモルヒネなどが使

用されています。しかし、いずれも効果は弱く、副作用が強いのが問題になっています。

大麻は多発性硬化症の痙縮を抑制する

　多発性硬化症の疼痛と筋肉緊張に大麻が有効であることが1980年代ころから経験的に知られるようになりました。すなわち、米国や英国において、多発性硬化症の患者さんたちが大麻を使った非合法の自己治療を行い、筋けいれんや痛みが軽減し、膀胱の機能が向上することが知られるようになったのです。その後、大麻やその成分のカンナビノイドを使った臨床試験が行われ、有効性を示す結果が得られています。

　カンナビノイド受容体タイプ1（CB1）は筋機能の制御に関わる大脳基底核と小脳に特に高い密度で分布しています。このCB1受容体が活性化すると運動を抑圧することが知られています。

　CB1を活性化する大麻やその成分のΔ9-テトラヒドロカンナビノール（THC）の副作用に「カタレプシー（強硬症）」があります。カタレプシーというのは、意識はあるものの、人間や動物がしばらくの間、不動の状態になる症状です。動物に大麻を過剰に投与すると、動かなくなり、不自然な形に固まってしまいます。

第6章　神経難病・てんかんと医療大麻

　この作用が、多発性硬化症の筋肉緊張による痙縮の軽減に有効に作用することになります。正常な人には都合の悪い症状を引き起こす効果を、病気の治療法として利用できるということです。

　米国では現在、医療大麻の使用を許可している州のほとんどが多発性硬化症を適用疾患に含めています。多発性硬化症の他にも脊髄損傷や脳性麻痺など、筋けいれんを伴う疾患があります。このような疾患にも大麻の効果が報告されています。多発性硬化症の症状の軽減に医療大麻が有効であることは多くの臨床試験で示されています。

　ナビキシモルス（Nabiximols）はΔ9-テトラヒドロカンナビノール（THC）とカンナビジオール（CBD）をほぼ同量含む大麻抽出エキスを製剤化したもので、スプレーで口腔内粘膜から体内に取り込みます。1回のスプレー(0.1ml)中にTHCが2.7mg、CBDが2.5mg含まれています。商品名サティベックス（Sativex）として多くの国で認可されています。

　ナビキシモルスは多発性硬化症患者の痙縮、疼痛、過活動膀胱などの症状の改善の目的で使用され、カナダではがん性疼痛の緩和でも使用が認可されています。THCやCBDやその他の成分の相乗効果によって、疼痛と痙縮を軽減すると考えられています。

　他の治療で十分に改善しない疼痛や痙縮に対して、ナビキシモルスを追加することによって症状が改善することが確かめられています。副作

用も軽微であると報告されています。

　ナビキシモルス（サティベックス）を長期間（平均3.6年間）服用中の36人の多発性硬化症患者をランダムに2群に分け、一方の群にはナビキシモルスの代わりにプラセボ（偽薬）を投与し、もう一方の群はナビキシモルスを継続して4週間後の変化を二重盲検で比較した臨床試験が行われています。

　プラセボに変更した群は痙縮が悪化することが確かめられました。また、ナビキシモルスを中止することによる離脱症状は見られていません。

　つまり、大麻の抽出エキス製剤であるナビキシモルスは多発性硬化症の症状改善に有効で、副作用は極めて少なく、中断しても離脱症状は見られないことが臨床試験で証明されています。長期服用中の患者が急に大麻製剤を中止しても離脱症状（禁断症状）が見られないことは、大麻には身体依存が無いことを意味しています。

大麻は多発性硬化症の痛みを軽減する

　多発性硬化症における神経障害性疼痛に対する医療大麻の有効性と安全性を検討したランダム化比較試験が複数報告されています。そして、

第6章　神経難病・てんかんと医療大麻

オピオイド系鎮痛薬が効かない患者にも、医療大麻で疼痛軽減効果が現れることが報告されています。

なぜ、多発性硬化症の痛みに大麻が効くかという作用メカニズムはまだ十分に分かっていません。多発性硬化症は免疫異常によって神経細胞の脱髄が起こっていますが、大麻には抗炎症作用や免疫調節作用があり、脱髄自体を抑制する作用も指摘されています。

すなわち、カンナビノイド受容体タイプ2（CB2）は炎症細胞や免疫細胞の働きを抑制するので、自己免疫機序での病状の進行を抑える効果があります。さらに、カンナビノイドやその他の大麻成分にはダメージを受けた髄鞘の修復を促進する効果も報告されています。つまり、単なる鎮痛作用だけでなく、痛みを引き起こす原因を抑え、傷を修復させる効果も関与しているようです。

大麻成分の免疫系や神経系に対する作用は極めて複雑で、まだ十分に解明されていません。内因性カンナビノイドシステムは、内因性オピオイド系や様々なシグナル伝達系とクロストーク（個々のシグナル伝達系のネットワークが干渉する状態）することが明らかになっています。また、カンナビノイド成分だけでなく、その他の成分（テルペン類など）の薬効や相互作用も報告されています。

その作用メカニズムの解明は複雑すぎてまだ不明でも、臨床的に効果

が証明されていることが重要です。多発性硬化症のような難病に苦しむ患者さんの症状緩和に医療大麻が有望であることは、多くの臨床研究で示されています。

パーキンソン病やハンチントン病に医療大麻が使われている

筋肉の緊張を調節したり運動が円滑に行えるよう調節しているのは、大脳の底辺部にある大脳基底核や小脳です。これらの部位の神経細胞が死滅すると、麻痺は無くても運動が円滑に行えなくなります。

大脳基底核は神経の集まりで、線条体、淡蒼球、視床下核、黒質などが含まれます。この大脳基底核の神経の脱落によって起こる疾患にパーキンソン病やハンチントン病があります。これらの病気では、運動がスムーズに行えないための症状が出ます。

パーキンソン病は50歳以降に発症することが多く、手足が震える（振戦）、筋肉がこわばる（固縮）、動作が遅くなる（寡動、無動）、転びやすくなる（姿勢反射障害）といった症状を呈し、徐々に症状が進行していきます。

神経伝達物質のドーパミンを作る中脳の黒質という部分の神経細胞が変性・脱落して発症すると考えられています。黒質の神経細胞は大脳基

底核の神経細胞と接続していますが、神経細胞同士の連絡のやり取りにドーパミンが使われています。ドーパミンが十分に作られなくなると、神経細胞同士の連絡に不都合が生じて、運動がスムーズにいかなくなり、前述した特徴的な症状が現れます。

　パーキンソン病の日本での有病率は、人口1,000人当たりに約一人と言われており、日本全体で10万人以上の患者さんがいると推定され、高齢化社会の進行に伴って今後ますます患者が増えると予想されています。

　ハンチントン病は遺伝性の神経変性疾患で、舞踏運動などの不随意運動、精神症状、行動異常、認知障害などの症状が出ます。舞踏運動とは自分の意志に反して運動を行う不随意運動の一つです。脳内の線条体と呼ばれる部分にある細胞が失われることによって発症します。通常は中年期（35歳から50歳）の間に発症し、症状は次第に進んでいきます。

　日本人には100万人に5〜6人未満という稀な病気ですが、白人に多く、10万人に5人から10人の割合で存在していると言われています。

　パーキンソン病やハンチントン病の治療に医療大麻が用いられて、その臨床効果が報告されています。

　このような神経難病の患者さんは、様々な代替医療を利用していま

す。代替医療というのは、西洋医学が標準的に認めている治療法以外の治療法で、民間療法や伝統医療などが含まれます。マッサージ、鍼、ハーブ治療、瞑想、ヨガ、音楽療法、ビタミン剤など様々な代替医療が利用されています。医療大麻の使用が許可されている州では大麻も代替医療として利用する患者さんが増えているそうです。

例えば、米国のコロラド州では 2000 年から医療大麻が使用できるようになり、2012 年 11 月からは嗜好用大麻も許可になっています。

2012 年から 2013 年にかけてパーキンソン病患者 207 人を対象に調査が行われています。85% の患者が一つ以上の何らかの代替医療（マッサージやビタミン剤など）を利用していました。医療大麻は代替医療としてはまだ少数派で患者の 4.3% の利用でしたが、痛み、不眠、不安、抑うつなど非運動性症状の改善効果が高かったと報告されています。

非運動性症状の緩和だけでなく、運動機能の改善効果も報告されています。カンナビノイドは神経細胞を保護する作用があるので、進行を遅くする効果も期待されています。

パーキンソン病ではドーパミンの前駆物質であるレボドパが治療に使われますが、この薬を長期に服用すると興奮・幻覚・妄想・抑うつ・不眠などの精神症状や不随意運動（ジスキネジア）の副作用が出ます。医療大麻がこれらのレボドパの副作用軽減にも有効という報告があります。

第6章　神経難病・てんかんと医療大麻

　THCがアゴニスト（作動薬）として作用するCB1受容体と、カンナビジオールがアゴニストとして作用するイオンチャネルの一種のTRPV1受容体はともに筋肉の緊張亢進や震えを軽減する作用があります。CB1受容体は神経細胞を興奮性毒性から保護する作用があり、CB2受容体は活性化したミクログリアの働きを抑制して神経細胞障害や炎症を軽減する作用があります。カンナビノイドには抗酸化作用もあります。

　大脳基底核には、カンナビノイド受容体や内因性カンナビノイドの発現が高いことが知られています。つまり、内因性カンナビノイド・システムが大脳基底核における運動調節に重要な役割を担っています。内因性カンナビノイドを分解する酵素の阻害剤が、これらの運動障害疾患の治療薬として有望視されています。同様に、パーキンソン病やハンチントン病のような運動障害疾患に対して、症状の軽減や進行の抑制に医療大麻の効果が期待されています。

大麻の抗てんかん作用

　私たちの大脳では神経細胞がネットワークを形成し、お互いに調和を保ちながら電気的に活動しています。この穏やかな電気的活動が突然崩れて、激しい電気的な乱れが生じて筋肉のけいれん（痙攣）を起こす病気がてんかん（癲癇）です。

脳の神経細胞が過剰に興奮することによって「てんかん発作」が起こります。「てんかん発作」というのは、てんかんの1回ごとの発作で、多くはけいれんです。けいれんとは、全身または一部の筋肉の不随意で発作的な収縮が起こる症状です。

　つまり、てんかんとは、大脳の神経細胞が過剰に興奮するために、筋肉のけいれんが反復性に起こる疾患です。原因は様々で、脳に何らかの障害や傷があることによって起こる症候性てんかんや、原因不明の特発性てんかんなどがあります。

　てんかんの罹病率は総人口の約1％と報告されています。つまり100人に1人がてんかんを持っています。3歳以下の発病が最も多く、80％は18歳以前に発病すると言われていますが、最近は高齢者の脳血管障害などによる発病が増えてきています。

　神経細胞の異常な興奮を鎮める作用を持った薬（抗てんかん薬）が治療に使われます。薬によっててんかん発作が消失しない場合は、難治性てんかん（薬剤抵抗性てんかん）と呼ばれます。

　成人の場合、適切な抗てんかん薬2、3種類を使用し、2年以上治療しても発作が止まらず、日常生活に支障をきたす状態である場合に「難治性てんかん」と呼ばれます。

第6章　神経難病・てんかんと医療大麻

　てんかんがある人の約3割が難治性てんかんと言われています。つまり、薬をきちんと飲んでいても、約3割の患者さんは発作を止めることができていません。薬の副作用が強く出てしまうために、有効な抗てんかん薬を飲めない人もいます。

　てんかんの治療には、薬物以外にケトン食や手術や迷走神経刺激療法などもありますが、治療に抵抗するてんかん患者さんは多くいます。

　てんかん発作が慢性的に続くと、脳が発達する小児期であれば精神・運動機能の発達の障害が起こります。また、難治性てんかんは抗てんかん薬が多剤・大量投与になりやすく、薬剤による副作用（学習障害、行動異常、発達障害など）が問題になります。

　このような難治性てんかんのもたらす悪影響を防止、あるいは減少させる治療法として、大麻成分のカンナビジオールが注目されています。

医療大麻はてんかんに使用されている

　大麻（マリファナ）には抗けいれん作用や鎮静作用があり、筋肉のけいれんやてんかん発作の抑制に効果があることが古くから経験的に知られています。米国では、医療大麻が認可されている州で、てんかんの治療に医療大麻が処方されています。通常の抗てんかん薬が効かない難治

性てんかんに医療大麻が有効という報告があります。

　しかし、精神変容作用のあるΔ9-テトラヒドロカンナビノール（THC）が多く含まれている場合は、長期の使用や小児への使用は難しいという欠点があります。そこで、注目されているのが大麻草の中にTHCについで多く含まれるカンナビジオール（CBD）です。

　純粋なCBD製剤やCBDを多く含む医療大麻が抗てんかん作用を示し、しかも有害な副作用が無いだけでなく、有益な副作用（気分や睡眠が良好になる、精神活動が活発になるなど）が得られるということで注目されるようになっています。

　THCや抗てんかん薬には正常な神経細胞の活動も低下させるため、眠気やふらつきや記憶力低下などの副作用がありますが、カンナビジオールには記憶力や集中力を高めるなど精神活動を良好にする作用があります。

　したがって、カンナビジオールを併用することによって、抗てんかん薬の服用量を減らし、それらの副作用を軽減できるということが報告されています。

第6章　神経難病・てんかんと医療大麻

カンナビジオールの抗てんかん作用

　カンナビジオールの抗てんかん作用については動物実験で数多くの報告がありますが、人間での検討はまだ小規模な臨床試験が少数あるのみです。

　カンナビジオールを使っている小児の難治性てんかん患者の調査結果が、米国スタンフォード大学の神経科のグループから報告されています。(Epilepsy & Behavior, 29(3), 574 〜 577. 2013 年)

　生後数年以内に始まるような小児のてんかんは、治療に抵抗性を示すことが多いのが特徴です。重度の小児てんかんは、頻回のけいれん発作と中枢神経系の発達障害と生活の質の低下が見られます。

　このような治療抵抗性の小児てんかんに対して、家族は様々な代替医療を探しています。そのようなてんかんの代替医療の一つとして、カンナビジオールが最近注目されています。

　この調査では、治療抵抗性のてんかんの小児に、カンナビジオールを高濃度に含む大麻を使用している親から情報を得ています。

　「てんかんの診断とカンナビジオール高含有大麻の使用」という調査の選択基準を満たしたのは 19 例でした。

ドラベ（Dravet）症候群が 13 例、Doose 症候群が 4 例、Lennox-Gastaut 症候群が 1 例、原因不明（特発性）のてんかんが 1 例でした。

カンナビジオール高含有大麻を使用する前に治療に使われた抗てんかん薬の数の平均は 12 種類でした。

19 例のうち 16 例（84%）の小児てんかん患者の親は、カンナビジオール高含有大麻を使用している間はけいれん発作の頻度が減少したと回答しました。このうち 2 例は、4 ヶ月間以上のカンナビジオールの服用で完全に発作が起こらなくなりました。

8 例（42%）はけいれん発作の頻度が 80% 以上の減少を認め、6 例（32%）はけいれん発作の頻度が 25 〜 60% の減少を認めたという結果でした。3 例にはてんかん発作の頻度に変化はありませんでした。12 例はカンナビジオールの服用を開始してから、抗てんかん薬の服用量を減らしていくことができました。

けいれん発作の減少以外の有益な効果として、気分が良くなった（15/19, 79%）、集中力や注意力など精神活動の向上（14/19, 74%))、睡眠が良くなった（13/19, 68%)、が認められました。

副作用として眠気（7/19, 37%）と倦怠感 (3/19, 16%) が認められました。

第6章　神経難病・てんかんと医療大麻

　他の抗てんかん薬を服用しているときは、発疹、嘔吐、興奮性、めまい、錯乱、攻撃的行動などの副作用が見られましたが、カンナビジオール高含有量大麻の使用ではこのような副作用は認められませんでした。

　この報告におけるカンナビジオールの投与量は1日に体重1kg当たり0.5〜28.6mgと大きな幅がありますが、多くは4〜10mg程度です。THCも微量に含まれていますが、その量は1日に体重1kg当たり0〜0.8mgとごくわずかです。

　この結果は非常に驚くべきものです。というのは、この調査で最も多いドラベ（Dravet）症候群のてんかんは非常に難治性で、多くの抗てんかん薬やケトン食でもてんかん発作を減少させることは困難な病気です。このドラベ症候群のてんかん発作に対して非常に高い有効性を示しています。

　実際、この調査でも、平均12種類の抗てんかん薬が無効であった症例を対象にして、80％以上の症例で明らかな発作の減少を認めています。しかも、悪い副作用が少なく、症状の改善効果や、認知機能や気分を良くする効果などを認めています。このような有益な副作用は他の抗けいれん薬では見られません。

　つまり、治療抵抗性の小児のてんかんにカンナビジオールを多く含む大麻製品を積極的に試してみる価値は十分にありそうです。

カンナビジオールは抗てんかん薬の副作用を予防する

　大麻草は約 80 種類のカンナビノイド（大麻草に含まれる成分の総称）を含み、そのうちΔ9-テトラヒドロカンナビノール（THC）とカンナビジオール（CBD）の 2 つが、最も含有量の多いカンナビノイドです。

　そして、この 2 つのカンナビノイドは全く異なる薬効を示します。最も重要な違いは、THC には精神変容作用（陶酔作用や気分の高揚や多幸感など）があり、カンナビジオールにはそのような精神作用は無い点です。精神作用はカンナビノイド受容体の CB1 を介して起こりますが、THC は CB1 を活性化し、CBD は CB1 には作用しないからです。

　近年、大麻の医療目的での使用が注目されるようになりましたが、特にカンナビジオールの薬理作用や臨床的効果の検討が増えています。その理由は、カンナビジオールには精神作用が無い点と、実際に病気の治療に使って有効性が報告されるようになったからです。そのため、まだ医療大麻を許可していない 27 の州のうち 13 州では、THC 含量が少ないカンナビジオール主体の製品の使用が許可されています。

　米国では医療大麻が認可されている州が増えていますが、このような医療大麻が使用できるところでは、THC を含む大麻草からカンナビジオールを摂取することが主になります。

第6章　神経難病・てんかんと医療大麻

　しかし、THC は発達途上の小児の脳の発育を阻害し、認知機能を低下させることが明らかになっています。さらに、THC はてんかん患者の脳に対して、けいれん発作を誘発する作用があります。

　一方、カンナビジオールは、精神作用は全く無く、てんかんの様々な動物実験モデルによる多くの検討で、抗けいれん作用が明らかになっています。

　人間においては、治療抵抗性のてんかんの成人を対象にした精製カンナビジオールの治療効果を検討した小規模な二重盲検プラセボ比較試験が2件あるだけです。

　一つは 1978 年の報告で、9例のてんかん患者で、カンナビジオールを1日 200mg 投与する群（4例）とプラセボ群（5例）に無作為に分けて検討しています。3ヶ月間の試験で、プラセボ（偽薬）を投与された5例ではてんかん発作の頻度は不変でしたが、カンナビジオールの投与を受けた4例中2例はけいれん発作が完全に止まりました。

　もう一つの臨床試験の結果は 1980 年の報告で、15 例の治療抵抗性の成人てんかん患者をプラセボ群（7例）と精製カンナビジオール（1日 400mg）投与群（8例）に無作為に分けて 18 週間の経過を検討しています。

カンナビジオールの投与を受けた8例のうち、4例はてんかん発作の顕著な減少を認め、残りの3例でもてんかん発作の部分的な減少を認めています。一方、プラセボ群では、7例中1例にてんかん発作の部分的な減少を認めただけでした。

　精製したカンナビジオールの投与による副作用として最も多いのは眠気でした。精神変容作用はどの患者にも認められていません。

　しかし、1986年に報告された非盲検試験では、1日200mgの精製カンナビジオールを12例に投与しても、てんかん発作の頻度は減少しなかった、という有効性を否定する報告もあります。

　しかし、純粋なカンナビジオール（CBD）の薬効範囲は非常に狭く、少なくても多すぎても効果が減弱し、薬効の用量反応曲線が釣鐘状を示すことが報告されています。一方、CBDを多く含む大麻製剤の場合は、CBDの薬効が用量に依存して高くなることが報告されています。純粋なCBD製剤でなく、CBD含量の多い医療大麻の有効性が指摘されています。

第6章　神経難病・てんかんと医療大麻

カンナビジオールの抗てんかん作用のメカニズム

　カンナビジオールの抗てんかん作用は、ある単一の作用機序では説明できません。多くの作用メカニズムが総合的に作用して、てんかん発作を抑えると考えられています。

　しかも、多彩なメカニズムであるにも拘らず、正常細胞に対する毒性（副作用）はほとんど認めず、逆に良い作用が得られるという、極めて有用な薬と言えます。

　カンナビジオールはカンナビノイド受容体のCB1とCB2にはほとんど作用せず、むしろカンナビノイド受容体（CB1とCB2）とそのアゴニストとの相互作用を阻害するアンタゴニストとして作用します。つまり、カンナビジオールの抗てんかん作用はカンナビノイド受容体とは関係の無い機序で発揮されると考えられます。

　例えば、細胞内のカルシウム代謝の調節によって神経細胞の興奮性を制御する作用、セロトニン受容体の5-HT1Aにアゴニストとして作用して神経細胞の興奮性を抑制してんかん発作を阻止する作用、けいれんを抑制する作用があるアデノシンの中枢神経系内での濃度を高める作用などが報告されています。さらに多くの作用機序が提唱されており、それらの総合的な作用で抗てんかん作用を示すと考えられています。

また、このような多彩な機序が、神経変性疾患や痛みや炎症やがんに対する効果とも関連していると考えられています。

多彩な作用メカニズムが作動しているにも拘らず、副作用が極めて少なく、むしろ良好な状態になり生活の質も良くなります。

他の抗てんかん薬と併用して、これらの薬の効果を高める（したがって、抗けいれん薬の服用量を減らせる）だけでなく、副作用を軽減する作用もあります。

カンナビジオールは多彩なメカニズムで神経ダメージを保護する

カンナビジオールには、抗炎症作用、抗酸化作用、抗けいれん作用、抗不安作用、抗うつ作用、制吐作用（吐き気や嘔吐を止める作用）、抗精神病作用などが報告されています。そのため、神経変性性疾患、てんかん、酸化傷害、吐気や嘔吐、不安、うつ病、睡眠障害、統合失調症などの疾患や症状を改善する効果が指摘されています。

カンナビジオールはCB1を活性化しないので精神変容作用（陶酔感、多幸感、気分の高揚など）はありません。

抗炎症作用や抗酸化作用など神経細胞を傷害や変性から守る作用があ

第6章　神経難病・てんかんと医療大麻

るので、神経変性疾患に対する治療効果が特に注目されています。

　実際に、カンナビジオール（CBD）はΔ9-テトラヒドロカンナビノール（THC）と混合した医薬品としてハンチントン病の患者に対する治療効果を検討する臨床試験が行われています。THCとCBDの合剤は、多発性硬化症の患者のけいれんや痛みを軽減する目的で使用されています。

　このように多くの病気に対する治療効果が報告されていますが、その作用機序については十分に解明されていません。

　THCが、内因性カンナビノイド・システムのカンナビノイド受容体（CB1とCB2）にアゴニスト（受容体に働いて機能を示す作動薬）として作用して様々な薬効を示すのに対して、カンナビジオールはCB1とCB2のカンナビノイド受容体には作用せず、むしろカンナビノイド受容体の働きを阻害することが明らかになっています。

　しかし一方、内因性カンナビノイドを分解する酵素を阻害することによって、内因性カンナビノイド・システムを活性化する作用が報告されています。

　したがって、カンナビジオールには内因性カンナビノイド・システムの活性化と阻害という両方の作用があり、様々な病態によって作用が異

なることが指摘されています。

このように内因性カンナビノイド・システムに作用するだけでなく、セロトニンやアデノシンの働きに対する作用、核内受容体のPPARファミリー・タンパク質や様々なイオンチャネルへの作用なども報告されています。

構造中に2つの水酸基があり、これによる抗酸化作用の関与も指摘されています。中枢神経系（脳や脊髄）においてカンナビジオールは抗炎症効果を示します。

カンナビジオールには抗精神病作用がある

ミクログリアやアストロサイトの活性化はモルヒネ耐性や神経変性疾患だけでなく、様々な精神疾患の発症にも関与しています。大麻に含まれるカンナビジオール（CBD）や選択的CB2受容体アゴニスト作用があるβカリオフィレンは、ミクログリアやアストロサイトの活性化を抑制します。したがって、カンナビジオールやβカリオフィレンが精神疾患の治療に使える可能性が指摘されています。

NMDA（N-methyl-D-aspartate；N-メチル-D-アスパラギン酸）型受容体の活性低下が、統合失調症患者に見られる認知機能障害などの様々

な症状の発現に関与していることが指摘されています。NMDA型受容体はグルタミン酸受容体の一種で、記憶や学習などに深く関わっています。

統合失調症と神経組織の炎症の関連性が多くの研究によって示されており、ミクログリアやアストロサイトのようなグリア細胞が統合失調症の発症に関連している可能性が示唆されています。

統合失調症の動物実験モデルとして、ラットにNMDA受容体の阻害薬を長期間投与してNMDA受容体の機能を低下させるという方法があります。この実験モデルでは統合失調症に似た行動異常（新奇物体への興味の低下など）と、病理学的には前頭前皮質内側部（medial prefrontal cortex）におけるアストロサイトの数の増加と、前頭前皮質内側部と背側海馬（dorsal hippocampus）におけるミクログリアの活性化が認められました。

NMDA阻害薬投与による行動障害と病理学的なグリア細胞の変化は、CBDの投与によって抑制されました。

CBDには抗炎症作用や神経細胞保護作用があり、さらにミクログリアの活性化の阻害などが総合的に作用して統合失調症の症状の改善に利用できる可能性が示唆されています。

第7章　消化器系疾患と医療大麻

内因性カンナビノイドは腸の炎症を軽減する

　炎症性腸疾患は主として消化管に原因不明の炎症を起こす慢性疾患の総称で、クローン病と潰瘍性大腸炎が含まれます。

　クローン病は口腔から肛門まで全消化管に非連続性の慢性肉芽腫性炎症（マクロファージなどの炎症細胞や線維芽細胞などが増殖して結節を作るような慢性炎症性病変）を生じるのが特徴です。腹痛や下痢や食欲低下などの消化器症状の他、体重減少や倦怠感や炎症に伴う発熱などの症状を呈します。消化管の炎症によって狭窄が起こって通過障害が起こることもあります。

　潰瘍性大腸炎は大腸粘膜に限局してびらんや潰瘍ができ、腹痛や血便などの症状を呈します。

　ともに原因不明で厚生労働省の特定疾患に指定されています。炎症を抑える薬を使うことによって、多くは炎症が寛解あるいは軽減します。しかし、治療に抵抗して炎症が収まらずに、大腸の大部分を切除しなければならない場合や、ステロイドや免疫抑制剤など強い薬の副作用で苦しむ患者さんも多くいます。また、手術後の様々な症状に苦しんでいる患者さんもいます。このような様々な状況において、大麻の喫煙が症状の緩和に役立つことが報告されています。

第7章 消化器系疾患と医療大麻

　炎症性腸疾患の患者や動物実験モデルの研究において、消化管における内因性カンナビノイドやカンナビノイド受容体や合成酵素や分解酵素の量などに変化が起こっていることが報告されています。

　一般に、カンナビノイド受容体（CB1とCB2）の活性化は、消化管の炎症を抑制して病気の悪化を抑え、症状を軽減することが知られています。

　急性腸炎を作成する実験モデルとして、腸管内に炎症を引き起こすジニトロベンゼンスルフォン酸を注入する方法があります。この実験モデルで、CB1受容体遺伝子を欠損するマウスでは、CB1遺伝子を正常に持つマウスより、炎症所見が極めて強くなることが報告されています。すなわち、CB1遺伝子を欠損したマウスでは、腸管粘膜における出血性壊死や好中球浸潤が顕著で、炎症所見が粘膜筋層にまで及んでいました。

　CB1受容体の阻害剤（アンタゴニスト）を用いた実験でも、CB1の働きを阻害することによって腸管の炎症が増悪する実験結果が報告されています。

　CB1遺伝子が正常なマウスの腸管にジニトロベンゼンスルフォン酸を注入する前にCB1とCB2受容体のアゴニストを投与すると、腸管の炎症反応を軽減する実験結果も得られています。

さらに、内因性カンナビノイドのアナンダミドを分解する酵素（脂肪酸アミドハイドロラーゼ）が遺伝的に欠損しているマウスでは、腸の炎症が軽減すること、分解酵素の阻害剤の投与でも腸の炎症が軽減することが報告されています。アナンダミドが分解を受けなければ、カンナビノイド受容体の活性化が継続することになり、その結果、腸の炎症が抑制されるというメカニズムです。

別の内因性カンナビノイドの 2-アラキドノイルグリセロールを分解する酵素（モノアシルグリセロールリパーゼ）の阻害剤を使った実験でも、同様の抗炎症作用が報告されています。

つまり、CB1 受容体と CB2 受容体のリガンドである内因性カンナビノイドは腸管粘膜の炎症を抑制する働きがあるのです。

腸管の慢性炎症の実験モデルでも、同様に CB1 と CB2 受容体の活性化が炎症の程度を軽減する効果が報告されています。例えば、マウスの自然発症慢性腸炎症の実験モデルで、CB2 受容体に選択的な合成アゴニストの JWH-133 が腸管壁の好中球浸潤や組織ダメージなどの炎症所見を軽減し、慢性炎症に起因する体重減少も抑制しました。この機序は T リンパ球の増殖を抑制しアポトーシスを誘導するなどの免疫抑制作用による抗炎症作用であることが推測されています。

カンナビジオールも腸の炎症を軽減する

　大麻由来のΔ9-テトラヒドロカンナビノール（THC）はCB1とCB2に親和性があるので、これらのカンナビノイド受容体の活性化を介して腸の炎症を抑制していることが理解できます。

　一方、CB1とCB2受容体に親和性が無いカンナビジオール（CBD）の投与も、ジニトロベンゼンスルフォン酸投与による急性腸炎の実験モデルで炎症を軽減する効果が報告されています。

　ジニトロベンゼンスルフォン酸を腸管内に投与する前に腹腔内にCBD（5〜10 mg/kg）を投与すると、腸管の浮腫や炎症細胞の浸潤や粘膜のびらんの程度などで評価した炎症状態の程度が軽減し、マウスの体重減少も抑えることができました。

　腸管に炎症が引き起こされると、その炎症を抑制するために内因性カンナビノイドのアナンダミドと2-アラキドノイルグリセロールの産生が増えますが、CBDを前投与するとこの内因性カンナビノイドの増加が抑制されました。これもCBDが腸管の炎症を抑制したことの証拠になります。

　また、THCやCBDとは別のカンナビノイドのカンナビクロメン（cannabichromene）が、カンナビノイド受容体を介さないメカニズムで、

炎症によって誘導される腸管の過活動性を抑制することが報告されています。

これらの報告は、合成 THC 製剤より、THC と CBD やカンナビクロメンを一緒に含む大麻抽出エキスの摂取や大麻喫煙の方が、抗炎症効果や症状改善効果が高いことを示唆しています。

大麻喫煙は炎症性腸疾患の症状を緩和し生活の質を高める

下痢や腸の感染症や炎症性疾患に対する大麻の臨床効果は古くから経験的に知られています。インド大麻の利用をヨーロッパに最初に紹介したオショーネッシー博士は、1830 年代にコレラ患者の死亡原因となる下痢と嘔吐を大麻チンキが軽減することも確かめています。

マリファナ喫煙が炎症性腸疾患の症状緩和に効果があることは経験的に知られています。米国の炎症性腸疾患患者 292 例を調査した米国の 2014 年の報告によると、調査時点で 12.3% がマリファナを使用中で、39% が過去にマリファナを使用していました。マリファナを使用したことが無い患者は 48.6% でした。過去の使用経験者も含めたマリファナ使用者のうち、16.4% の患者が炎症性腸疾患の症状を緩和する目的で使用していました。そして、症状の緩和の目的で使用した患者の多くが、マリファナが腹痛や吐き気や下痢などの症状の緩和や食欲増進に「非常

に有効」と答えています。

　多くの患者は大麻使用によって症状の緩和だけでなく、ストレスが軽減し、睡眠が良くなったと報告しています。そして、マリファナの使用による大きな副作用はほとんど経験していないという結果が報告されています。つまり、クローン病や潰瘍性大腸炎の治療にマリファナの喫煙は症状の緩和と生活の質の向上に効果があるという結果が得られています。

　マリファナを使用したことの無い患者の約半数が、マリファナが合法的に使用できれば症状の緩和に使用してみたいと答えています。

　クローン病の患者の研究では、大麻の使用によってステロイドや免疫抑制剤など他の治療薬の服用量を減らせることが報告されています。

　薬の使用の有用性は、症状や病状を改善する効果と、その副作用のバランスによって決まります。副作用が効果より勝っていれば、患者は使わなくなります。副作用が許容範囲で症状の改善が十分にあれば、長く使用することになります。炎症性腸疾患の場合、長期間に亘って大麻を使用している患者が多いということは、メリットの方が大きいことを臨床的に証明していることになります。

THC は CB1 を介して肝臓の炎症と線維化を促進する

　体内には内因性カンナビノイド（アナンダミドと 2-アラキドノイルグリセロール）と、それらを合成する酵素や分解する酵素、カンナビノイド受容体によって構成される内因性カンナビノイド・システムが存在します。

　以前は肝臓には、カンナビノイド受容体は発現していないと考えられてきました。しかし、最近の研究では、肝臓の肝細胞や内皮細胞や星細胞（ビタミンA貯蔵やコラーゲン線維の産生に関与する細胞）やクッパー細胞（異物の除去や炎症に関与する細胞）など多くの細胞で CB1 や CB2 といったカンナビノイド受容体が発現して、脂肪肝や肝炎や肝線維化や肝硬変の発症に極めて重要な役割を担っていることが明らかになっています。

　肝臓においては CB1 と CB2 は逆の働きをしています。最近の報告をまとめると「カンナビノイド受容体の CB1 の活性化は肝臓の炎症や線維化を促進する」と言うことです。それに対して CB2 の活性化は、肝臓における脂肪の沈着や炎症や線維化を抑制する作用を示します。

　精神変容作用がある Δ9-テトラヒドロカンナビノール（THC）は CB1 のアゴニストなので、肝臓の炎症や線維化を促進する方向で作用します。実際に、活動性のウイルス性肝炎の患者がマリファナを日常的

に喫煙していると、肝臓の炎症や線維化が促進されることが報告されています。

カンナビジオールは肝臓を炎症や酸化傷害から保護する作用がある

一方、カンナビジオールはCB1に対して阻害剤（アンタゴニスト）として作用します。その結果、カンナビジオールには肝臓の炎症や酸化傷害や線維化を抑制する作用が報告されています。

例えば、カドミウムによる肝細胞傷害をカンナビジオールが軽減することがラットを使った実験で報告されています。

この実験では肝臓毒性のある塩化カドミウムをラットの腹腔内に投与して肝傷害を引き起こす動物実験モデルを用いています。カドミウムを投与する3日前から連続5日間、カンナビジオール（体重1kg当たり5mg, 腹腔内投与）を投与しています。

カンナビジオールは肝細胞のダメージの指標である血清アラニン・アミノトランスフェラーゼ（ALT）の上昇や肝細胞の脂肪酸過酸化を抑制し、還元型グルタチオンやカタラーゼ活性の低下を防ぐ効果が認められています。組織学的にも肝臓の傷害を軽減しました。

カドミウム投与によって肝組織に炎症性サイトカイン（TNF-αなど）やシクロオキシゲナーゼ-2（COX-2）、炎症性転写因子のNF-κB、アポトーシスを誘導するcaspase-3やcaspase-9の発現が増えますが、これらの上昇をカンナビジオールは抑制しました。

　これらのカンナビジオールの抗炎症作用や抗酸化作用によって、カドミウムの肝臓毒性を軽減すると報告しています。

　肝臓の動脈の一部（肝臓の左の部分）を30分間遮断して虚血状態にした後、遮断を解除すると虚血・再還流によって活性酸素の産生が増加して肝細胞傷害を起こします。この肝臓の虚血・再還流傷害の実験モデルでも、カンナビジオールが肝障害を軽減する効果が報告されています。

　その他、様々な動物実験モデルでカンナビジオールの肝細胞傷害を軽減する効果が報告されています。

カンナビジオールは脂肪肝を改善する

　カンナビジオールが肝臓の脂肪沈着や脂肪肝の発症を抑制する効果が報告されています。

第7章　消化器系疾患と医療大麻

　肝細胞に脂肪(中性脂肪)が沈着して肝障害を引き起こす病気を脂肪性肝疾患と言います。肝臓の組織で、脂肪滴を伴う肝細胞が30%以上認められる場合を脂肪肝と言います。

　脂肪肝は、以前は飲酒（アルコール）によるものが多かったのですが、最近では肥満や糖尿病など生活習慣病に関連したものが増えており、飲酒歴は無いがアルコール性肝障害に類似した脂肪性肝障害が見られる病態をまとめて非アルコール性脂肪性肝疾患(non-alcoholic fatty liver disease；NAFLD)と呼ぶようになっています。

　NAFLDには肝細胞に脂肪が沈着するのみの単純性脂肪肝と、脂肪沈着とともに炎症や線維化が起こる脂肪性肝炎に大別されます。

　この肝臓の脂肪化に伴い炎症を起こし線維化が進行する病態は非アルコール性脂肪肝炎(non-alcoholic steatohepatitis :NASH)と呼ばれ、肝硬変に至り、肝細胞癌を引き起こす可能性があります。

　このような脂肪性肝疾患に対する治療は、運動療法や食事療法を行い、脂肪肝及びその背景の肥満改善に努めることが主体になり、有効な治療薬はありません。

　肥満マウスを用いた実験モデルなどで、肥満やメタボリック症候群に関連した非アルコール性脂肪性肝疾患(NAFLD)や、脂肪肝の薬理学的

治療法としてカンナビジオールが治療薬となりうる可能性が報告されています。

カンナビジオールはアルコール性肝障害を軽減する

　飲酒（アルコール摂取）は肝臓にダメージを与え、脂肪肝や肝炎や肝硬変の原因になります。このようなアルコール性肝障害は多量飲酒者（ヘビードリンカー）に起こりやすいのですが、中等度の量しか飲酒していない場合でも発症することはあります。

　アルコール性肝炎になった人が飲酒を止めれば、肝障害は正常に戻ります。しかし、飲酒を止めなければ、肝硬変や肝不全のような重篤な状態に移行します。

　アルコール性肝障害の組織所見として、肝細胞の脂肪変性、好中球主体の炎症細胞浸潤、肝細胞の変性壊死と進行性の線維化が見られます。アルコールによって傷害を受けた肝細胞からの刺激や炎症反応や酸化ストレス、間質細胞の活性化などによって病変が進行します。

　組織傷害の修復の過程で様々なサイトカインや化学伝達物質が放出され、炎症を引き起こし、線維化を進行させ、最終的に肝硬変にまで進行します。

このような肝障害の制御において内因性カンナビノイド・システムが重要な役割を果たしていることが明らかになり、肝疾患の治療に内因性カンナビノイド・システムをターゲットにする研究が行われています。

　すなわち、カンナビノイド受容体の CB1 の活性化が炎症反応や線維化の進行を促進することが明らかになっており、肝臓における CB1 受容体の阻害剤（アンタゴニスト）が肝障害の抑制に効果があると考えられています。

　カンナビジオールは高濃度ではカンナビノイド受容体の CB1 と CB2 に非常に弱い親和性を示しますが、通常の服用で達しうる範囲の濃度では CB1 と CB2 のアゴニスト（作動薬）に対して拮抗作用を示します。

　すなわち、カンナビジオールは CB1 の活性化を阻害するメカニズムで、脂肪肝やアルコール性肝障害を軽減できることが示唆されています（図13）。

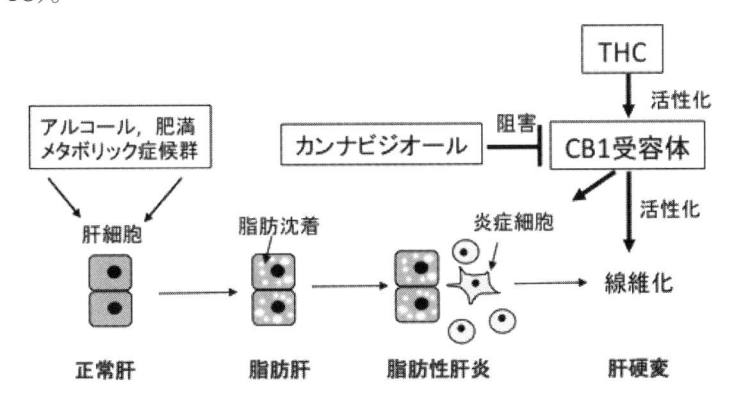

図13：アルコール（飲酒）や肥満やメタボリック症候群では、肝細胞に脂肪が沈着して脂肪肝になる。さらに炎症反応や肝細胞の壊死やアポトーシスが起こると結合組織が造生して線維化が進行し、肝硬変になる。カンナビノイド受容体CB1は肝臓の炎症や線維化を促進する作用がある。Δ9-テトラヒドロカンナビノール（THC）はCB1受容体を活性化して肝臓の炎症や線維化を促進する作用がある。一方、カンナビジオールはCB1受容体の阻害剤として作用するので、脂肪肝から肝硬変の進展を抑制する作用がある。

カンナビジオールは炎症性転写因子NF-κBの活性化を抑制する

　体内での活性酸素の産生量が増えたり体の抗酸化力が低下すれば、体内の細胞や組織の酸化が進むことになります。このように体内を酸化する要因が体の抗酸化力に勝った状態を「酸化ストレス」と言います。

　酸化ストレスが高い状態というのは、「体の細胞や組織のサビ（＝酸化）」を増やす状態であり、このサビが過剰になると様々な疾患や老化の原因となります。

　細胞や組織が酸化ストレスを受けると、細胞内のタンパク質や細胞膜の脂質や細胞核の遺伝子などにダメージが起こり、がんや動脈硬化、認知症、白内障など様々な病気の原因となります。つまり、酸化ストレスを軽減することは、がんや動脈硬化などの生活習慣病を始め、様々な老化性疾患の予防や症状の改善に役立つことになります。

第7章　消化器系疾患と医療大麻

　酸化ストレスは炎症に関わる様々な因子の産生を高めます。そのメカニズムの中心がNF-κB（エヌエフ・カッパー・ビー、Nuclear Factor-kappa B、核内因子-κB）という遺伝子の転写を調節するタンパク質複合体です。

　遺伝子の発現（DNAをmRNAに転写すること）を調節するタンパク質を転写因子と言い、この転写因子はDNA上のプロモーターやエンハンサーといった転写を制御する部分に特異的に結合し、DNAの遺伝情報をmRNAに転写する過程を促進、あるいは逆に抑制する働きを持っています。

　NF-κBは転写因子の一つですが、炎症反応や免疫応答や細胞増殖に関連する多くの遺伝子の発現を調節しており、NF-κBの活性化は様々な炎症性疾患やがんを増悪させることが明らかになっています。

　動物実験などで、カンナビジオールにはNF-κBの活性を低下させる作用が報告されています。

医療大麻は緑内障や喘息にも効く

　緑内障は眼圧の上昇など様々な原因で視神経が死滅していく病気で、我が国における失明原因の第1位を占めています。眼圧上昇以外に、視神経への血液循環不全や酸化傷害なども関与しています。

　眼の組織には内因性カンナビノイドシステムが存在し、緑内障患者では内因性カンナビノイドの量が少ないという報告があります。カンナビノイドは眼圧を低下させる作用があり、さらに視神経をダメージから保護する作用もあります。

　THCは眼圧を下げる作用もありますが、効果の持続時間が短い（3〜4時間）ことで、頻回の大麻の使用が必要なため、緑内障の治療法としては限界も指摘されています。

　大麻が喘息に効果があることは古くから経験的に知られています。気管支平滑筋の収縮に内因性カンナビノイドシステムが関与していることが報告されています。気管支喘息は気管支の平滑筋の収縮によって気道が閉塞し、空気の出入りが困難になって発症します。大麻は気管支平滑筋の収縮を抑制して気管支を広げて、呼吸を楽にする作用があります。

　CB1受容体は血管や心臓にも発現しており、CB1アゴニストや内因性カンナビノイドシステムは血圧を低下させる作用があります。

第7章　消化器系疾患と医療大麻

　1990年代からカリフォルニア州で大麻を多くの患者に使用して、その効果を観察したトッド・ミクリヤ医師がまとめた大麻が有効な疾患のリストには、約250種類の疾患が記載されています。内因性カンナビノイド・システムが体内の多くの生理機能の制御に関わっているので、極めて多様な疾患に効果が期待できるのです。まさに「大麻は万能薬」と言っても過言ではありません。

第8章 大麻成分の相乗効果（アントラージュ効果）

大麻にはTHCの作用を阻害する成分も含まれる

　カンナビノイド受容体（CB1、CB2）のアゴニストになるΔ9-テトラヒドロカンナビノール（THC）や合成THC製剤（ドロナビノール、ナビロン）や内因性カンナビノイド（アナンダミド、2-アラキドノイルグリセロール）は、カンナビノイド受容体に作用して精神作用や免疫調整作用や抗炎症作用など多彩な薬効を示します。

　一方、THCと並んでカンナビノイドの主要な成分であるカンナビジオール（CBD）は、カンナビノイド受容体（CB1、CB2）には結合しません。逆に、カンナビノイド受容体とそのリガンドの結合を阻害するアンタゴニスト（阻害剤）としての活性を持っています。つまり、CBDはTHCや内因性カンナビノイドの働きを阻止する作用があり、その結果、CBDはTHCの精神作用を減弱させて副作用を軽減する効果があります。

　オピオイドやコカインや覚醒剤などと同様に、THCには脳内報酬系を活性化する作用があるので依存を引き起こす可能性がありますが、CBDがTHCによる脳内報酬系の活性化を抑制するという報告もあります。そのため、大麻の依存性はオピオイドやコカインや覚醒剤よりかなり弱いと考えられています。

　カンナビノイド研究の初期にはCBDは大麻の薬理作用には関与しない成分と考えられていました。THCの薬効を邪魔するだけの作用しか

第8章 大麻成分の相乗効果（アントラージュ効果）

無いと思われていたのです。しかし、2000年代の研究によって、CBDがCB1やCB2以外の様々な受容体（5-HT1A, TRPV1, GPR55など）に作用して多彩な薬理作用を発揮することが明らかになっています。

大麻にはカンナビノイド受容体以外に作用する成分も含まれる

　セロトニンは別名を5-ヒドロキシトリプタミン（5-HT）と言い、動植物に広く分布する生理活性アミンの一種で、脳内の神経伝達物質として精神機能や運動機能の調節に重要な役割を果たしています。

　セロトニンの神経機能を仲介す5-HT受容体には約15種類のサブタイプが存在します。

このうち、5-HT1A受容体はGタンパク質共役型受容体で、アデニル酸シクラーゼ活性を阻害することによって神経活動を抑制する作用があります。

　5-HT1A受容体は不安障害やうつ病の治療ターゲットとして知られていますが、さらに統合失調症やパーキンソン病の治療ターゲットとしても注目されています。

　カンナビジオールには5-HT1Aの作動薬としての作用があり、大麻に

よる抗不安や抗うつ作用や、パーキンソン病などの錐体外路症状（筋緊張亢進など大脳基底核の異常が関与する神経学的症状）の改善に寄与していることが考えられます。

　カンナビノイド受容体のCB1とCB2の作動薬にも、同様の神経学的症状（筋緊張亢進など）や精神症状（不安や抑うつ）を改善する効果があります。

　これが、精神機能や運動機能の異常に対する効果については、THCやカンナビジオールをそれぞれ単独で使用するより、両者を組み合せる方が良いということの根拠になります。

　ナビキシモルス（商品名：サティベックス）はΔ9-テトラヒドロカンナビノール（THC）とカンナビジオール（CBD）をほぼ同量含む大麻抽出エキスを製剤化したもので、多発性硬化症患者の痙縮、疼痛、過活動膀胱などの症状の改善の目的で多くの国で使用されており、カナダではがん性疼痛の緩和でも使用されています。このナビキシモルスの効果はTHCやCBDをそれぞれ単独で使用するよりも有効性が高いことが知られています。

　さらに、テルペン類とカンナビノイドの相乗効果も指摘されています。テルペン類は大麻の味や匂いの原因になるだけでなく、THCやCBDなどの植物カンナビノイドの働きにも影響します。その作用はテ

第8章 大麻成分の相乗効果（アントラージュ効果）

ルペンの種類によって異なり、あるものは脳のカンナビノイド受容体を阻害し、あるものは活性化するといった具合です。

テルペン類の抗炎症作用や鎮痛作用については第5章で解説しています。特に、大麻に含まれるβカリオフィレン（β caryophyllene）というセスキテルペン類の成分がCB2受容体に結合して活性化し、炎症性サイトカインの産生を抑制し、抗炎症作用や神経障害性疼痛の軽減作用を示すことが報告されています。すなわち、大麻の鎮痛作用や抗炎症作用はカンナビノイドだけの効果ではなく、βカリオフィレンなどその他の成分との相互作用が重要だと考えられています。

ナビキシモルス（サティベックス）は大麻抽出物であるため精油成分も含まれています。ナビキシモルスの開発に関与したイーサン・ルッソ（Ethan Russo）博士は、ナビキシモルスの薬効の発現に、カンナビノイドとテルペン類の相互作用が重要だと言っています。個々のカンナビノイドを分離して使用するより、大麻の抽出物あるいは大麻そのものを使う方が効果が高く、副作用も軽減できると考えられているのです。

大麻成分のアントラージュ効果

　大麻の薬効成分の主体は、Δ9-テトラヒドロカンナビノール（THC）とカンナビジオール（CBD）ですが、この2つは全く異なる作用機序を有し、相乗的に一部の効果を高めたり、一部の効果を相殺する場合もあります。

　さらに、他のカンナビノイドや精油成分のテルペン類などもTHCやCBDの薬効に影響していることが指摘されています。第3章でも述べましたが、このように大麻に含まれる複数の成分が大麻の薬効を調整していることをアントラージュ効果（Entourage effect）と呼んでいます。「Entourage」というのは「取り巻き」や「側近」という意味です。

　アントラージュ効果という用語は、内因性カンナビノイド・システムの研究において、メコーラム博士の研究グループが1998年に発表した論文で最初に使われています。(Eur J Pharmacol. 353(1):23-31.1998年）

　この論文では、内因性カンナビノイドの一種の2-アラキドノイルグリセロール（2-AG）の活性を他の脂肪酸グリセロールエステルが亢進する作用を報告しています。2-AGはカンナビノイド受容体のCB1とCB2のリガンドとして作用します。2-リノレオイル・グリセロール（2-linoleoyl-glycerol）と2-パルミトイル・グリセロール（2-palmitoyl-glycerol）は、それ自体ではCB1とCB2にリガンドとしての活性はあり

第8章 大麻成分の相乗効果（アントラージュ効果）

ませんが、2-AG の CB1 と CB2 を介する作用（鎮痛作用など）を増強する実験結果を報告しています。

そのメカニズムとして、これらの脂肪酸グリセロールエステルが、内因性カンナビノイドの分解を阻止する作用などを指摘しています。

このように、カンナビノイド受容体（CB1 と CB2）に直接作用しない物質が、内因性カンナビノイドの合成や分解や取り込みなどに影響して、内因性カンナビノイドシステムの働きに影響する効果を「アントラージュ効果（取り巻き効果）」と呼び、内因性カンナビノイドシステムの制御に重要だと考えられています。

大麻成分によるアントラージュ効果に関しては、大麻の主要な薬効成分である THC や CBD の薬効がその他のカンナビノイドやテルペン類によって影響を受けていることを示す目的で、イーサン・ルッソ博士らによって使用されています。

大麻からは 500 以上の天然成分が分離され、そのうち 80 以上がカンナビノイドに分類されています。THC と CBD 以外に多くのカンナビノイドが存在し、さらにテルペン、アミノ酸、タンパク質、酵素、フラボノイド、ビタミン、ミネラル、脂肪酸など多くの成分が含まれています。これらの全てが薬効に関与しているので、大麻の治療効果はこれら全ての成分の相互作用で成り立っているという考えです。

医療大麻の場合、使用する大麻に含まれるTHCとCBDの比率によって現れる薬効が違ってくることが知られています。さらに、THCとCBD以外のカンナビノイドだけでなく、テルペン類などの他の成分の薬効も関与してくるので、さらに複雑になります。

　このような薬効成分の複雑さや薬効の不安定さが、大麻を薬として認めない理由の一つになっています。しかし、大麻全体を利用する医療大麻の方が一部の成分を利用する合成カンナビノイドより有用性が高いのは事実です。

大麻全体の方が有用性が高い

　大麻草からTHCを最初に発見しTHCの化学合成にも成功したイスラエルのメコーラム博士の研究グループを始め、大麻の成分分析や薬理の研究を行っている多くの研究者は、THCだけでは大麻の全ての薬効を説明できないことに気づいています。

　個々の成分の薬効や相互作用が極めて複雑なため、大麻の薬効におけるそれぞれの成分の役割を正確に説明することは困難ですが、THCやCBDの単独の効果より大麻全体を利用する方がより有用な薬効を得られることが多くの臨床試験で明らかになっています。

第 8 章 大麻成分の相乗効果（アントラージュ効果）

　例えば、合成 THC 製剤のマリノールが 1980 年代半ばに抗がん剤の副作用（吐き気）の治療薬として使用可能になったとき、研究者はマリノールが大麻と同様の薬効を示すはずだと考えていました。しかし、多くの患者はマリノールより大麻の使用を希望することから、合成 THC 製剤が大麻の代わりにならないことが明らかになりました。

　そこで研究者たちは、それまで不活性な成分と考えられていた CBD などの他の成分も、大麻の薬効に寄与していることに気づくようになったのです。つまり、大麻成分全体によるアントラージュ効果（取り巻き効果）です。

　実際に THC や CBD の単独の製剤よりも、THC と CBD 以外の微量成分をも含む大麻の抽出エキス（ナビキシモルス）の方が、多発性硬化症の疼痛や痙縮を緩和する効果が高いことが臨床試験で証明されています。

　また、合成した純粋なカンナビジオール（CBD）の薬効範囲は非常に狭く、少なくても多すぎても効果が減弱しますが、CBD を多く含む大麻製剤の場合は、CBD の薬効が用量に依存して高くなることが報告されています。つまり、純粋な CBD では薬効の用量反応曲線が釣鐘状を示すのに、大麻抽出製剤では用量が増えれば効果が増えるといった用量反応曲線を示すのです。

ビタミンのサプリメントを摂取するよりも、野菜や果物を多く食べる方が人間の健康には有用であるのと似ています。野菜や果物を全体で食べると、ビタミン以外にミネラルやフィトケミカル（フラボノイドやカテキンなどの植物成分）など多くの栄養成分が摂取できるからです。

　つまり、大麻の医療使用も、成分を分離して利用するのではなく、大麻全体を利用する方が勝っていることが多くの研究で明らかになっています。

体の非線形システムに作用する大麻や漢方薬

　西洋医学では、多くの成分を含む植物性製剤は精製した単一成分の薬に比べて効果が劣ると考えています。しかし、神経や免疫系などネットワークを形成するシステムに作用する場合には、漢方薬のような多成分薬は単一成分の薬に無いメリットもあります。

　多くの機械は、ある指示（入力）に応じて、一定の決まった結果（出力）が出てきます。車でアクセルを踏めばスピードが上がり、ブレーキを踏めば止まるという具合です。このように出した指令に対して予測通りの結果が出て来るシステムを線形システムと言います。1＋1＝2のシステムです。

第8章 大麻成分の相乗効果（アントラージュ効果）

　一方、生命体を含め自然界に存在する様々なシステムの多くは非線形システムだと言えます。1＋1が0であったり3であったりするシステムです。アクセルを踏んでも、他の部品の状況や周りの事情によってスピードが上がったり、逆に落ちたりするようなものです。非線形システムは複雑系とも呼ばれます。多くの要素から成り、相互に作用し合っているので、必ずしも同じ結果が出力されないシステムです（図14）。

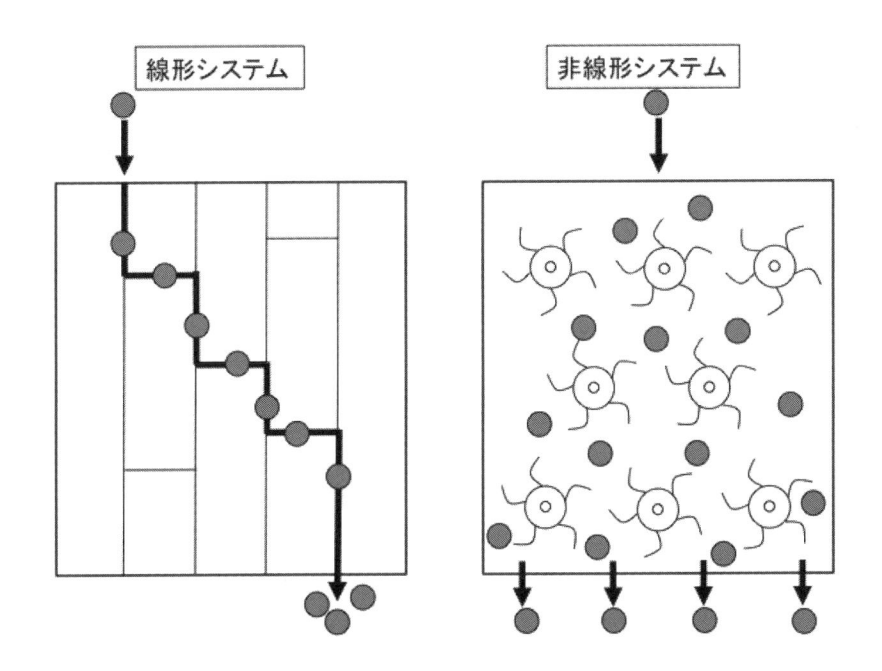

図14：線形システムでは、一つの指示に対して一定の決まった結果が得られる。非線形システムでは、システム内部の状況に応じて異なる結果が出力される。機械（線形システム）の故障を修理するような西洋医学の考え方では、生体（非線形システム）の異常（＝病気）を治療することに限界がある。

細胞内の働きは、多くの酵素反応によって行われています。これらの酵素の一部は、アロステリック制御によって調節されています。

　アロステリック制御というのは、酵素にある物質が結合すると構造変化が起こって機能が変化する現象です。

　代謝系のある段階の反応が、その系の下流の産物によって阻害されることをネガティブフィードバック調節と言います。代謝経路でその後に続く産物が高濃度に存在すると、その代謝系での反応がそれ以上必要ないので、酵素活性を阻害して反応を止めるという制御です。

　一方、ある経路の産物が過剰に存在すると、それが他の経路の反応をスピードアップして、過剰に存在する物質を他の経路での代謝に振り替える調節を、ポジティブフィードバック調節と言います（図15）。

第8章 大麻成分の相乗効果（アントラージュ効果）

産物Gが多くできると、C→Fの反応を触媒する酵素を阻害し、結果として自分自身の合成も阻害する

ネガティブフィードバック

ポジティブフィードバック

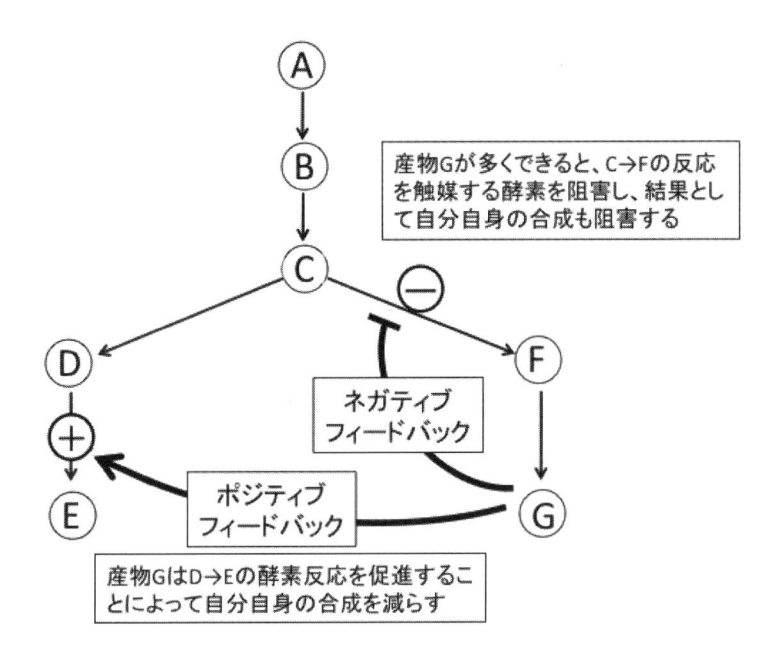

産物GはD→Eの酵素反応を促進することによって自分自身の合成を減らす

図15：ある産物が過剰に蓄積した場合に、その産物によって上流の酵素反応が阻害されることによってその産物の合成が止められる（ネガティブフィードバック）。場合によっては、同じ材料（図のC）を使う他の反応系を促進することによって合成が調節される場合もある（ポジティブフィードバック）。このような調節は生成物による酵素のアロステリック調節により行われる。

　このようなネットワークに作用する薬は一般的に最適な薬効量があり、少なすぎても、多すぎても効果は低下します。薬を多く投与すると、生体はその薬理作用を阻止するように反応する場合もあります。過剰な刺激を拒否するために生体は受容体のスイッチを切ったり、ネットワー

クを遮断するような制御をしています。これが、用量反応曲線が釣鐘状になる理由です。

　例えば、中枢神経系の働きは、興奮系（ドーパミン、ノルアドレナリン、アセチルコリン、グルタミン酸など）や抑制系（γ-アミノ酪酸など）や調整系（セロトニンなど）の神経伝達物質によって複雑に制御・調整されています。

　興奮系の神経伝達物質が適度に分泌されると気分がよくなりますが、過度に分泌されると興奮状態になります。抑制系の神経伝達物質は、脳が興奮したときのブレーキ役として分泌されます。アクセル役である興奮系とのバランスをとるように調整されます。調整系の神経伝達物質のセロトニンは興奮系と抑制系の分泌量のバランスをとる役割があります。

　免疫システムでは、多くの免疫細胞が有機的なネットワークを形成しています。つまり、多くの細胞がお互いを制御しながら、相互依存的に働いています。このような複雑なつながりを持つ免疫系では、免疫力を高めるような薬を使っても、その効果は様々です。思った通りに免疫力が上がることもありますが、全く効かない場合もあります。

　免疫力を高める刺激に比例して効果が上がるわけではなく、適度な刺激が最大の効果を生じ、過度な刺激はかえって抑制させるというのは、

第8章 大麻成分の相乗効果（アントラージュ効果）

免疫系が非線形システムだからです。

　がん細胞を殺す目的の抗がん剤の効果では、投与量と効果は比例関係にあり、量が多いほど効果が高まります。しかし、医療大麻が作用するのは複雑なネットワークを形成した非線形システムであるため、最適な用量があり、その用量は患者さんごとに異なることになります。しかし、このような治療法は体の治癒力そのものを利用しているため、難病にも効果が期待できるのです。

多成分薬のメリット

　近代西洋医学では、薬剤は「科学的でなければならない」とされています。「科学的」とは、その薬がどのようなメカニズムで病気を治すか具体的証拠に基づいて説明できることと、その有効性を再現性のあるデータで示すことです。

　作用メカニズムが明らかでないもの、有効性を再現性の高いデータで示せないものは、西洋医学では医薬品として認められません。

　単一の化学薬品の場合には作用メカニズムを特定することは比較的容易です。成分が単一であれば、有効成分の投与量が一定にできるため再現性のあるデータが得られます。つまり西洋医学では、薬としての規格

を作り上げるためには、単一成分に純化することが必要と考えています。

一方、大麻には多数の活性成分が含まれ、複数の成分による相互作用によって効果を発揮するため、病気に効く作用メカニズムを全て特定することは極めて困難です。また、医療大麻の材料は天然の植物であるため、同じ品種や株を同じ条件で栽培しても、その成分の質や量をいつも完全に同じにすることは困難です。したがって、実験データや臨床試験の結果にばらつきが出やすくなります。

しかし、内因性カンナビノイド・システムが体内の多くの組織の機能を制御している点を考慮すると、複数の作用点とメカニズムによって生体システム系に作用するという多成分系薬剤には、単一成分の薬剤には無いメリットもあります。

実際に、合成THC製剤よりも「天然のままの大麻草」が「安全かつ最良の」多数の疾患に有効な医薬品であることが多くの研究で示されています。合成したカンナビジオール（CBD）よりCBD含量の多い大麻の方が有効性が高いことが示されています。

大麻の研究では、THCやCBDなどの単一成分の薬効研究が優先され、大麻全体での薬効研究や薬としての開発はあまり重視されていません。しかし、多くの臨床経験などから、単一成分より大麻全体の方が薬効が

強く、かつ副作用が少なくなることが知られています。その理由は、その他の成分にも薬効があり、複数の成分の相互作用や相乗効果によって複合薬の方が単一成分に勝る場合があるからです。そして、多くの場合、毒性や副作用も緩和されます。

　科学という名のもとでの普遍性と再現性の追及は、必ずしも有効な治療法と結び付く保証はありません。それは患者側の条件が極めて異なるからです。単一成分へのこだわりが、単に研究や開発が容易であるという研究者側だけの理由であるようにも思います。

薬草治療と大麻

　西洋医学も、つい100年程前までは天然物を薬として用いていました。しかし、西洋医学の要素還元主義は、薬草の活性成分の正体を探り、有効成分を抽出して純粋な形で投与することを目指してきました。活性成分のみを単独で利用することを重視し、不要な部分は捨て去り、成分の均一性と効果の普遍性を追い求めています。

　一方、漢方医学では、全体を活用するという視点に立った薬用植物の利用法を追い求め、全く異なった考えで薬物治療を発展させてきました。すなわち、有効成分を含む植物を組み合わせることにより、体に対する害を少なくし、効き目を増強する方法や知恵を蓄積してきました。

その組み合わせ方は、臨床経験に基づいた長い歴史の中で成立し、これが漢方薬へと発展しました。

一般的に、漢方薬の処方は複数の構成生薬全てが同じ重要性を持っているのではなく、薬効の中心となる生薬と、その作用を補助し、十分に薬効を発揮できるようにする生薬で構成されています。

中心となる生薬を君薬、君薬についでその処方の中で重要な働きをする生薬を臣薬、臣薬ほどの重要性は無いが、君薬の働きを助ける生薬を佐薬と呼び、君臣佐薬の補助的な役割を持つものを使薬と呼びます。それぞれが特有の働き（薬効）を示しながら、組み合わさることによって相乗効果を発揮しています。英語では、君薬は「emperor」、臣薬は「minister」、佐薬は「assistant」、使薬は「delivering servant」と訳されています。

大麻に含まれる多くの成分の相互作用は、この漢方処方の考え方と類似しています。THCやCBDが状況によって君薬や臣薬の役割を果たし、その他の成分も佐薬や使薬の役割で大麻全体の薬効の成り立ちに関わっています。つまり、内因性カンナビノイドシステムや大麻の薬効で提唱されているアントラージュ効果は、漢方薬の処方の考え方（君臣佐使）と同じです。

一つの活性成分に固執する西洋医学の方法論より、薬草全体を利用す

第8章 大麻成分の相乗効果（アントラージュ効果）

る漢方治療の方法論は医療大麻の使用において役立ちます。

医療大麻はオーダーメイド医薬品

　大麻はその品種や株によって成分が大きく異なります。ある種の成分を増やすための品種改良や栽培法の開発なども行われています。このような含有成分の異なる大麻の株や品種の存在により、病気の種類や症状によって適した種類の大麻を使用することも可能になっています。

　成分や薬効が異なる様々な品種の大麻が利用できるため、病気の状況や症状に応じて、大麻の品種や銘柄を選べるというオーダーメイドの医療大麻になっています。

　自分の病気や症状に合った医療大麻を使用できるという点では、合成したカンナビノイド製剤より大麻草を使用した治療が勝っていると言えます。

　大麻についてはTHCとCBDの比率や、その他の成分（精油など）の含量が重要で、患者は自分でいろいろ試してみて最適なものを選択するようです。そのためディスペンサリー（医療用マリファナ販売所）には数十という種類の医療大麻が用意されており、成分表示もしているようです。ただ品種が違うと成分表示（THC、CBDの比率）が同じでも違っ

た効果（感じ）が出る場合があります。多くの種類の中から最も自分に適したものに出会うまで試行錯誤しなければならない場合もあります。患者は自分で栽培することで最適のものを確保することもできます。

　それぞれの患者が自分の病気や症状に最もあった品種や株を見つけ、それを長く使用して病気の治療を行うという考え方は、症状や病気の状態に応じて生薬の組み合わせを変える漢方治療と似ており、医療大麻は優れたオーダーメイド医薬品と言えます。

第 9 章 大麻取締法第四条：大麻の医療使用の禁止

日本人は長い間大麻を利用してきた

　大麻草はアサ科の1年草で、中央アジア原産の植物です。古くから世界中で栽培され、利用されてきました。紀元前1000年から19世紀末くらいまで、大麻草は地球上で最も重要な農作物であり、産業であり、何千もの産物や事業がこれから生まれました。

　日本への渡来も古く、古代より栽培されていました。

　日本人と大麻草のつながりは長く、約1万年前の縄文時代の土器から大麻草の種子が見つかっており、縄文土器という言葉も、大麻草で作った麻縄で土器に文様をつけたことから来ています。つまり、今から3000年から3500年前（弥生時代）に始まった稲作よりも何千年も前から日本人は大麻草を利用してきました。

　俳句では麻（大麻）は夏の季語で、大麻草は晩夏に刈り取り、茎の皮は蒸して繊維を取り乾燥させて麻糸にします。皮を剥いだ後の茎は苧殻（おがら）と言い、盆の迎え火や送り火に現代でも使われています。苧殻は秋の季語として俳句に使われています。

　大麻の葉は桐や葵と並ぶ家紋としても使われています。

　日本固有の宗教である神道では、大麻は神聖な植物として扱われてい

ます。神社の鈴縄(すずしろ)や神主さんのお祓いにも麻が使われ、神道に基づいた神事として発祥した相撲の横綱の綱も、大麻草から作ったものです。それ以上に、古くから日本人は織物、衣服、建材、紙、食糧、医薬品（漢方薬など）に大麻草を使っていました。

第二次世界大戦の終戦前までは、大麻は米と並んで作付け量を指定されて盛んに栽培されていた主要農産物でした。戦前の日本の小学校の教科書には、大麻の栽培方法や用途も記載されています。

日本人の名前によく「麻」の字が使われますが、大麻草のように真っすぐ元気に成長し、世の中の人の役に立ってほしいという意味が込められています。地名にも麻の字がついたものが多いのは、日本において麻が生活において欠かすことのできない植物として長く栽培され利用されてきたからです。

大麻取締法によって大麻の利用ができなくなった

このように大麻は日本人の生活や精神性と深く関わってきました。古来から日本で栽培されて来た大麻は麻薬成分をほとんど含まない品種であるため、日本では大麻を嗜好用に利用するという文化は無く、大麻の有害性が認識されることもありませんでした。

しかし、第二次世界大戦後、軍事占領下にあった日本政府に対して、連合軍総司令部（GHQ）は大麻栽培の全面禁止を要求してきました。そのため、1948年に大麻取締法が制定され、それ以降大麻草の栽培や利用は禁止されるようになりました。

　米国では1937年にマリファナ課税法（実質的には大麻を規制する法律）が制定され、米国連邦政府による大麻草撲滅のキャンペーンが行われていました。

　しかし、大麻禁止の背景には、化学繊維業界やエネルギー産業の利権のために制定したことが最大の理由とも言われています。その強度、柔軟性、暖かさ、長持ちするという特性から大麻草は極めて優れた天然繊維であり、1年で大きく育つ大麻はバイオマス（再生可能な生物由来の有機性資源）として最も利用価値が高いと言われています。

　大麻が合法化されれば、医薬品の全需要の10〜20%が医療大麻に取って代わられるという予測もあります。

　つまり、化学繊維業界やエネルギー産業や製薬企業などに関連する様々な団体が、政治家やマスコミを使って大麻草を大々的に抑圧したと言われています。

　また、米国では1933年に禁酒法が廃止されたため、取締官の雇用を

第9章 大麻取締法第四条：大麻の医療使用の禁止

守るために酒に代わって大麻が取締の対象になったという説もあります。大麻禁止法の中心人物であった麻薬取締局のハリー・アンスリンガー局長が、全く根拠の無い理由で、大麻取締のキャンペーンを行ったのは有名な話です。

このような背景で、日本を米国産の石油繊維の市場にするために、大麻栽培を禁止する法律を米国が無理矢理押し付けて来たとも言われています。

当時の農林水産省は、日本における主要農産物であった大麻栽培を、免許制を導入することで全面禁止の要求から守ろうとしました。一方、厚生省は、大麻禁止の理由が大麻に含まれる麻薬成分にあると知り、大麻からの医薬品の製造及び使用を例外なしに禁止しました。

日本の官僚たちは、進駐軍による統治が終われば、大麻取締法を改正して大麻の栽培や利用を自由にできる状態に戻せると思っていましたが、一度制定された法律は行政の怠慢によってその後も改正されないままになってしまいました。

大麻取締法が大麻の医療目的での使用を例外なく禁止しているため、近年になって大麻の医療用途や有効性が次々に明らかになり、大麻由来の医薬品が海外で販売されても、日本では大麻を使った臨床試験すらできない状態が続いています。

大麻取締法第四条とは

　大麻取締法の第一条で、『「大麻」とは、大麻草（カンナビス・サティバ・エル）及びその製品を言う。ただし、大麻草の成熟した茎及びその製品（樹脂を除く。）並びに大麻草の種子及びその製品を除く』となっています。

　つまり、日本の大麻取締法は大麻草の葉と花穂（花冠）とその製品を禁止していますが、成長した大麻草の茎や種子の使用やそれ由来の製品は除外されています。

　成分としての規制対象は精神作用のあるΔ9-テトラヒドロカンナビノール（THC）のみで、カンナビジオールを含めてその他の天然成分は対象外になっています。THC も化学合成されたものは麻薬取締法で規制されていますが、天然で微量に混入していても規制されていません。

　したがって、繊維を取る目的の産業用大麻から抽出した製品、いわゆるヘンプ・オイルは日本でも合法的に使用できることになります。

　第四条で大麻の医療使用を禁止していますが、以下のような条文になっています。

第四条　何人も次に掲げる行為をしてはならない。

第9章 大麻取締法第四条：大麻の医療使用の禁止

一　大麻を輸入し、又は輸出すること（大麻研究者が、厚生労働大臣の許可を受けて、大麻を輸入し、又は輸出する場合を除く。）。

二　大麻から製造された医薬品を施用し、又は施用のため交付すること。

三　大麻から製造された医薬品の施用を受けること。

　そして、『この規定に違反して、大麻から製造された医薬品を施用し、もしくは交付し、又はその施用を受けた者』は五年以下の懲役に処する（第二十四条の三）となっています。

「何人も」と定められているため、患者、医者、研究者であっても、例外なしに大麻を医療目的で使用することはできません。海外で有効性が証明されている疾患でも日本では大麻は使用できません。病気の治療目的であっても大麻を使用すれば、医者も患者も処罰されます。

　医療目的での使用を認める国や地域は、驚くほど増えています。それなのに医療大麻の喫煙や、大麻抽出エキスのナビキシモルス（商品名：サティベックス）は、日本では認められていません。**海外では医療大麻の研究が日進月歩で進んでいます。先進諸国で大麻の臨床試験が実施できないのは日本だけ**という状況になっています。

大麻抽出製剤ナビキシモルスの使用を認める国が増えている

　これまで紹介してきたように、多くの基礎研究と臨床研究により大麻の医薬品としての薬効や安全性が確認され、医療大麻を合法化する国や米国の州が増えています。

　多くの国では、大麻草の花穂を乾燥させたものを利用していますが、大麻から抽出したエキスを製剤化したものもあります。抽出エキスの成分含量や品質を規格化することによって、医薬品としての基礎研究や臨床試験が行いやすくなります。

　ナビキシモルス（商品名：サティベックス）は、イギリスのGWファーマシューティカルズによって開発された大麻抽出エキス製剤です。口腔内にスプレーすることによって投与され、1スプレーにつき2.7mgのΔ9-テトラヒドロカンナビノール（THC）と2.5mgのカンナビジオール（CBD）の一定量が投与されます。大麻の抽出エキスであるため、THCとCBD以外の成分（カンナビノイドやテルペン類など）も含まれ、それらの多成分の相互作用が薬効に寄与していると考えられています。

　多発性硬化症による痙縮や疼痛や過活動膀胱の治療薬としてイギリス、カナダ、ドイツ、イタリア、デンマーク、スペイン、スウェーデン、オーストリアなど多くの国で認可され、認可する国の数は増えています。

第9章 大麻取締法第四条：大麻の医療使用の禁止

　他の国で認可され販売されている場合、日本で未認可でも医師の個人輸入で輸入して患者さんに使用するという方法があります。多くの未認可医薬品はこの方法で日本でも使用できますが、ナビキシモルスは例外になります。ナビキシモルスは「大麻から製造された医薬品」に該当するので、大麻取締法の第四条がある限り、日本では使用できません。

米国では医療大麻の使用を禁止する行為は憲法違反

　2015年の段階で23州と首都ワシントンD.Cでは医療大麻の使用が許可になっています。しかし、アメリカ合衆国の連邦法では、今でも大麻の所持も医療目的での使用も認めていません。米国の規制物質法では、大麻はヘロインと同じスケジュールIに分類されているからです。スケジュールIは「濫用の危険があり、医学的用途が無い物質」です。どのような理由でも使用できない物質に分類されているのです。

　しかし、州法で使用が認められた州では、「医師による適切な医療大麻の使用を麻薬取締局など連邦政府は禁止できない」、「禁止する行為は憲法違反」という判決が出ており、医療大麻の使用が可能になっています。

　1996年にカリフォルニア州で住民投票によって、州内で医師が医療目的で大麻を使用することを許可する法案（医療大麻に関する新法案）

が可決された直後から、大統領や連邦厚生省長官や司法長官を含む連邦政府の職員が直ぐさま行動を開始し、医療大麻の処方を妨害しようとしました。

例えば、司法長官ジャネット・リノ（Janet Reno）は、どの州の医師でも大麻を処方した医師は、処方箋を発行する権利を剥奪される可能性があり、メディケアとメディケイドからの償還を受けることができなくなり、連邦犯罪で起訴されることもあると発表し、医師に大麻の処方を行わないように圧力をかけています。
（注：メディケアとメディケイドは米国の公的医療保険制度）

このような連邦政府の行動に対して、臨床医学で最もレベルの高い学術雑誌のニューイングランド・ジャーナル・オブ・メディシンの編集長だったジェローム・カシラー博士は、『連邦当局は重病の患者にマリファナの医療目的での使用を禁止する政策を撤廃し、マリファナの使用の判断を医師に任せるべきである。』『連邦政府はマリファナの薬物分類をスケジュールⅠ（医学的用途が無く、濫用の危険がある）からスケジュールⅡ（依存性の可能性はあるが医学的用途がある）に変更するべきである』と1997年に提言しています。

こうした医学権威の意見をも無視して、連邦政府は大麻をスケジュールⅠからⅡへ変更しようとせず、大麻の所持や販売も禁止しており、医療大麻を処方する医師への弾圧は長く続きました。

第9章 大麻取締法第四条：大麻の医療使用の禁止

　医療大麻の使用を禁止しようとする連邦政府の行為に対して医師たちは訴訟を起こすことで対抗しました。2002年には、第9巡回区控訴裁判所は医師と患者が大麻の医学的有用性を話し合うことに対して連邦政府が医師を処罰することは米国憲法修正第一条に違反するという判決を出しました。

　米国憲法修正第一条は信教・言論・報道などの基本的人権を侵害する法律を制定してはいけないという米国憲法の条文です。第9巡回区控訴裁判所は米国における11区域に分けられている控訴裁判所の一つで、日本における地方裁判所のような位置にあります。

　この判決は、第9巡回区に含まれる州（アラスカ、アリゾナ、カリフォルニア、ハワイ、アイダホ、モンタナ、ネバダ、オレゴン、ワシントン）のみに適用されますが、米国憲法修正第一条に基づけば全ての州で適用されることになります。

　マサチューセッツ州では2012年に医療大麻の使用を許可する法律が可決されています。州法で医療大麻が許可になっても連邦法は医療大麻の使用を認めていません。マサチューセッツ州が「医療大麻に関する新法案」を施行しようとしたとき、アメリカ麻薬取締局の取締官がマサチューセッツ州の医師を、彼らの自宅やクリニックに訪問して、「麻薬処方のライセンスを放棄するか、医療大麻を取り扱う薬局との関係を断つか」どちらかを選択するようにと脅してきました。

医師たちを威嚇して、医療大麻の使用に積極的にならないように仕向けることが目的でした。

しかし、2013年に司法省は、大麻は連邦法では未だスケジュールIの規制薬物に分類されていることを再確認しながら、州の合法化の動きや、免許を受けて大麻の栽培と販売に従事している人々に干渉しないように、全米50の州の連邦検事らに指示しました。

さらに、2014年、米国議会の下院は医療大麻が合法化されている州に対して、司法省（麻薬取締局を所轄している）が「医療大麻の使用や流通や所持や栽培を認可した州法」の実施を邪魔するような行為にいかなる予算も使用してはならないという法案を可決しました。

つまり、連邦法は医療大麻の使用を認めていませんが、州法で使用が認められた州では、医師による適切な医療大麻の使用を麻薬取締局など連邦政府は禁止できない（禁止する行為は憲法違反）ということになったのです。

患者の権利とリスボン宣言

世界医師会は医療を受ける患者の権利をまとめて発表しています。これは1981年にポルトガルのリスボンにおける世界医師会第34回総会

で採択されたため、通称「リスボン宣言」と呼ばれています。

　この宣言には患者の権利が11項目に分けて列挙されています。その中に以下のような原則が記載されています（日本語訳は日本医師会のホームページから抜粋して引用）。

１．良質の医療を受ける権利

b．　全ての患者は、いかなる外部干渉も受けずに自由に臨床上及び倫理上の判断を行うことを認識している医師から治療を受ける権利を有する。

c．　患者は、常にその最善の利益に即して治療を受けるものとする。患者が受ける治療は、一般的に受け入れられた医学的原則に沿って行われるものとする。

10．尊厳に対する権利

b．　患者は、最新の医学知識に基づき苦痛を緩和される権利を有する。

c．　患者は、人間的な終末期ケアを受ける権利を有し、またできる限り尊厳を保ち、かつ安楽に死を迎えるためのあらゆる可能な助力を与えられる権利を有する。

1のbとcの項目は、医療大麻が有益と証明された治療を受けたいという患者の希望を大麻取締法という外部干渉で拒否することはリスボン宣言に違反すると解釈できます。

　また、医療大麻が末期の患者の苦痛緩和に有効であることは多くの臨床研究によって明らかである点を考慮すると、大麻取締法が末期患者への大麻使用を禁止していることはリスボン宣言の10のbとcに違反しています。

　このリスボン宣言の序文には「医師は常に患者の最善の利益のために行動すべきである」「医師及び医療従事者、または医療組織は、この権利を認識し、擁護していくうえで共同の責任を担っている。」「法律、政府の措置、あるいは他のいかなる行政や慣例であろうとも、患者の権利を否定する場合には、医師はこの権利を保障ないし回復させる適切な手段を講じるべきである。」と記載しています。

　つまり、このリスボン宣言が世界中の全ての患者に適用されなければならない原則であるならば、医療大麻の医療効果が証明された以上、大麻取締法で医療大麻を禁止していることはリスボン宣言に違反しています。この点を日本医師会も検討すべきだと思います。つまり、大麻には他の治療薬には無い医療効果があり、安全性が高く、欧米先進諸国の多くの国で合法化されている状況では、日本の医師も、「大麻取締法第四条」をそのままにしておかず、患者の権利を守るための適切な手段を取

る義務があると言えます。

日本の大麻取締法第四条は憲法違反

　アヘンを精製して作られるモルヒネは大麻とは比べものにならないほど毒性や依存性を持った麻薬です。しかし、がん性疼痛の治療への使用は許可されています。むしろ、がん性疼痛を軽減するために積極的に使用するようにガイドラインで推奨されています。

　モルヒネでさえ、医療機関による管理下に置かれ、医師の診断により必要と判断されたときに必要量を処方されているのです。また、そうすることによって嗜好目的の乱用や市場への流出を防いでいます。

　一方、大麻はアルコールやタバコ、もちろんモルヒネよりも安全性が高いことは医学的に証明されています。大麻は人間の知る治療効果のある物質の中で最も安全なものの一つとも言われています。治療法が無いいくつかの難病に対しては、特効的に効果を示すことが報告されています。
　大麻には軽い精神依存はあっても、身体的依存は無く、長期使用による健康被害もほとんど存在しないことが医学的に明らかにされています。にも拘らず、日本では大麻については医療目的の使用も一切禁止されています。仮に医師が大麻を薬として患者に処方したら、処方した医

師も、治療を受けた患者も、ともに罰せられます。

しかし、この状況は日本だけになりつつあります。多くの国で医療大麻の有効性と安全性が証明されて、医療大麻を認可する国が増えています。

さて、このような状況で、大麻の医療使用を禁止していることは憲法違反に当たるのではないかという議論があります。前述のように、**医療大麻に対する最近のアメリカ合衆国の対応を見ると、医療大麻の使用を禁止している法律は憲法違反であるという解釈が世界の常識となっている**ようです。

憲法の本質は「基本的人権の保障にあり、国家権力の行使を拘束・制限し、権利と自由の保障を図るためのものである」とされています。日本国憲法第十三条には「生命、自由及び幸福追求に対する国民の権利」が保障されています。いわゆる生存権と幸福追求権です。他人や社会に迷惑をかけなければ、自らの命を長らえることを希望することや幸福を追求することは全ての国民に保障された権利になります。米国において「州法で認められた医療大麻の使用を禁止することは憲法違反」という最高裁判決が出たのは、このような生存権や幸福追求権を優先したからです。

日本では1985年に、最高裁は大麻に有害性があることを主な理由に、

第9章 大麻取締法第四条：大麻の医療使用の禁止

大麻取締法が合憲であるという判決を下しています。大麻事件の裁判では、大麻が有害なのは「公知の事実」と言う曖昧な言葉で片付けて、大麻の有害性に関する科学的な議論を避けています。それは、大麻には人に刑事罰を科すほどの有害性を証明できないことが明らかだからです。

「公知の事実」とは、例えば水が高いところから低いところに流れるように、誰もが知っていて証明の必要すらない事実を意味します。しかしこれまで大麻の有害性が「公知の事実」だったことは日本ではありません。昭和61年、厚生省麻薬課長は「日本には大麻による病気の発生は報告されていない」と証言しています。

この「大麻の有害性」の理屈は医療目的の場合は禁止をする理由として適用できないことは明らかです。

医薬品は基本的に毒性を有し、副作用のリスクを伴うものです。抗がん剤のように毒性の強いものでも医薬品として認められています。

医薬品は全て副作用があることを前提に、毒性（副作用）より効果によるメリットが勝ると判断されるときに、治療に使われます。したがって、有害性があるからという理由で、医療大麻の使用を禁じる法律（大麻取締法）が合憲という理由にはなりません。

しかし、医療目的での大麻の使用で裁判になった例がいくつかありま

すが、全ての裁判で、大麻の医療使用は合法化できないという判決になっています。医学的観点からは、大麻の医療使用を例外なしに禁止する合理的な理由は皆無と断言できますが、大麻取締法第四条の不合理性が明らかになることを避けるために、大麻の医療利用について論争することを恐れて避けていると考えられます。これらの裁判では、大麻の医療効果を証明する証拠が、全て証拠採用されなかったのです。

しかし、諸外国における近年の多くの基礎研究や臨床研究の結果を精査すれば、「大麻に医療用途が無い」と主張することはもはや不可能であり、馬鹿げたことだと言えます。「大麻には優れた医療効果がある」というのが医学的には「公知の事実」になっていることを裁判所も検証すべき時期にきています。

他に有効な治療法が無い場合で、医療大麻で症状の改善が期待できるとき、少なくともそのような効果が文献などで報告されておれば、医療大麻を使用することは人道的に許されるべきだと思います。このような人道的使用を認めない法律は、明らかに憲法の生存権や幸福追求権に違反しています。

おわりに

　私は、漢方薬やサプリメントや未認可医薬品などを使ったがんの補完・代替医療を専門に診療しています。標準治療で匙を投げられた患者さんを多く診ています。有効な治療法が無くなった進行がんの患者さんにとっては、可能性のある治療法が一つでも多くあることは希望につながります。

　医学的に有効性が認められた治療法を望む患者さんの要求を誰も拒否できないはずです。大麻取締法が大麻の医療使用を禁じていることは明らかに間違いだと言えます。それが行政の怠慢で是正されないのであれば、私たちは当然の権利として要求するべきです。

　少なくとも医療関係者は、世界医師会が掲げている「患者の権利に関するリスボン宣言」に従う義務があると自覚すれば、医療大麻の認可に向けて議論や行動を始める必要があります。

　医療大麻が必要な患者さんはたくさん存在するのですが、大麻取締法があるために日本ではあきらめるしかないのが現状です。

大麻取締法の改正に関しては、がん治療や神経疾患関係の学会が動かなければ厚生労働省は動かないかもしれません。私のような一介の開業医の意見など無視されると思います。しかし、病気に苦しむ患者とその患

者を治療する医師が声をあげることが必要です。

　そのためには、医学的事実として医療大麻を正しく知る必要があります。本書は専門的で難解な部分も多く含まれていますが、医学的根拠を示す必要から敢えて専門的内容も記述しています。一人でも多くの方に、医療大麻の効果や安全性や研究の現状を知っていただき、大麻取締法の第四条の間違いを知っていただければ、本書の目的は達成できたと思います。

主な参考図書

Cannabis in Medical Practice（Edited by Mary Lynn Mathre, McFarland & Company, Inc, 1997）

「マリファナの科学」　レスリー・L・アイヴァーセン著（伊藤肇訳）築地書館　2003 年

「大麻入門」　長吉秀夫著　幻冬舎新書 113　2009 年

「大麻草解体新書」大麻草検証委員会編　明窓出版　2011 年

「悪法！！『大麻取締法』の真実」船井幸雄著　ビジネス社　2012 年

NPO 法人医療大麻を考える会（Vol.4）：大麻取締法第 4 条を考える　2013 年

「大麻草と文明」　ジャック・ヘラー著（J・エリック・イングリング訳）築地書館　2014 年

主なインターネット上のサイト

NPO 法人　医療大麻を考える会：http：//iryotaima.net/

NORML（National Organization for the Reform of Marijuana Laws）：http：//norml.org/

Information for Health Care Practitioners - Medical Use of Cannabis（カナダ保健省の医療大麻サイト）：http：//www.hc-sc.gc.ca/dhp-mps/marihuana/med/infoprof-eng.php#chp43

主な文献

Deglamorising cannabis.Lancet 346（8985）,1241, 1995 年

Editorial：Federal Foolishness and Marijuana. N Engl J Med. 336（5）：366-367, 1997 年

An entourage effect：inactive endogenous fatty acid glycerol esters enhance 2-arachidonoyl-glycerol cannabinoid activity. Eur J Pharmacol. 353（1）：23-31.1998 年

Role of the cannabinoid system in pain control and therapeutic implications for the management of acute and chronic pain episodes. Current Neuropharmacology 4：239-257, 2006 年

A review of nabilone in the treatment of chemotherapy-induced nausea and vomiting. Ther Clin Risk Manag. 4（1）：99-107.2008 年

The Endocannabinoid System and Pain. CNS & neurological disorders drug targets. 8（6）：403-421.2009 年

Cannabidiol Attenuates Cisplatin-Induced Nephrotoxicity by Decreasing Oxidative/Nitrosative Stress, Inflammation, and Cell Death. J Pharmacol Exp Ther.328（3）：708 〜 714.2009 年

Multicenter, double-blind, randomized, placebo-controlled, parallel-group study of the efficacy, safety, and tolerability of THC：CBD extract and THC extract in patients with intractable cancer-related pain. J Pain Symptom Manage. 39（2）：167-79. 2010 年

Taming THC：potential cannabis synergy and phytocannabinoid-terpenoid entourage effects.

Br J Pharmacol. 163（7）：1344-64, 2011 年

Recent advances in the understanding of the role of the endocannabinoid system in liver diseases.Dig Liver Dis. 43（3）：188-93, 2011 年

Cannabinoids, endocannabinoids, and cancer. Cancer Metastasis Rev. 30（3-4）：599-612, 2011 年

Is lipid signaling through cannabinoid 2 receptors part of a protective system? Prog Lipid Res. 50（2）：193-211. 2011 年

The endocannabinoid system and cancer：therapeutic implication. Br J Pharmacol. 163（7）：1447-63.2011 年

Nabiximols for opioid-treated cancer patients with poorly-controlled chronic pain：a randomized, placebo-controlled, graded-dose trial. J Pain. 13（5）：438-49.2012 年

Targeting the endocannabinoid system with cannabinoid receptor agonists：pharmacological strategies and therapeutic possibilities. Philos Trans R Soc Lond B Biol Sci. 367（1607）：3353-63.2012 年

The Endocannabinoid System：Role in Energy Regulation. Pediatric blood & cancer. 58（1）：144-148.2012 年

Cannabidiol as potential anticancer drug. Br J Clin Pharmacol. 75（2）：303-12. 2013 年

Mast cells, glia and neuroinflammation：partners in crime？Immunology 141：314-327, 2013 年

The endocannabinoid system, cannabinoids, and pain. Rambam Maimonides Med J. 29;4（4）：e0022.2013 年

Dissecting the role of CB1 receptors on chronic liver diseases. Gut. 62(7)：957～958.2013 年

Cannabidiol inhibits paclitaxel-induced neuropathic pain through 5-HT（1A）receptors without diminishing nervous system function or chemotherapy efficacy. Br J Pharmacol. 171（3）：636-45.2014 年

Medical Marijuana, Physicians, and State Law. N Engl J Med. 371（11）：983-985, 2014 年

The Effect of Medical Marijuana Laws on Crime：Evidence from State Panel Data, 1990-2006. PLoS ONE. 9（3）：e92816. 2014 年

Therapeutic benefits of cannabis：a patient survey. Hawaii J Med Public Health. 73（4）：109-11. 2014 年

Cannabinoids as therapeutic agents in cancer：current status and future implications. Oncotarget. 5（15）：5852-72.2014 年

Cannabidiol as an Intervention for Addictive Behaviors：A Systematic Review of the Evidence. Substance Abus　9：33-38.2015 年

Decreased glial reactivity could be involved in the antipsychotic-like effect of cannabidiol. Schizophr Res. 164（1-3）：155-63. 2015 年

用語解説

アゴニスト（agonist）：生体内の受容体分子に結合してリガンド（神経伝達物質やホルモンなど、特定の受容体に特異的に結合する生体内物質）と同様の機能を示す物質。作動薬と訳される。

アストロサイト（星状膠細胞）：グリア細胞の一種で、多数の突起があり、星のように見えることからこの名がある。神経組織の形態維持、血液脳関門、神経伝達物質の輸送などの役割を担っている。神経組織の炎症ではミクログリアと同時にアストロサイトが活性化され、炎症性サイトカインや活性酸素などを産生して炎症を増悪し、神経障害や疼痛を増悪させている。

アデニル酸シクラーゼ：ATPからサイクリックAMPを合成する酵素。サイクリックAMPは神経伝達物質やホルモンのセカンド・メッセンジャーとして機能する。

アナンダミド（anandamide）：内因性カンナビノイドの一種。アラキドン酸とエタノールアミンが結合した構造で、細胞膜のリン脂質などからオンデマンド（要求に応じて）に合成され、カンナビノイド受容体のCB1とCB2に結合して作用する。アナンダ（ananda）はサンスクリット語（古代インドの言語）で「至福」を意味する。発見者のラファエル・メコーラム博士は内因性カンナビノイドが人間の快感や幸福感を引き起こす物質だと考えて命名。

2-アラキドノイルグリセロール：内因性カンナビノイドの一種。アラキドン酸とグリセロールが結合した構造で、カンナビノイド受容体に結合して作用する。

アンタゴニスト（antagonist）：アゴニストの反対の作用を示す物質。生体内の受容体分子に結合してリガンド（神経伝達物質やホルモンなど、特定の受容体に特異的に結合する生体内物質）の働きを阻害する物質。拮抗薬や遮断薬などと訳される。

アントラージュ効果（Entourage effect）：カンナビノイド受容体（CB1とCB2）に直接作用しない物質が、内因性カンナビノイドの合成や分解や取り込みなどに影響して、内因性カンナビノイドシステムの働きに影響する効果。大麻の主要な薬効成分であるテトラヒドロカンナビノールやカンナビジオールの薬理作用がその他のカンナビノイドやテルペン類によって影響を受けていることを示す目的でも使用される。アントラージュは「側近」や「取り巻き」という意味。

医療大麻：病気の治療の目的で医師によって患者に使用される大麻。嗜好や娯楽の目的で使用する大麻と区別するために使用されている。

オータコイド：組織の異常に反応して産生される生理活性物質。ヒスタミン、セロトニン、プロスタグランジン、サイトカインなどが含まれる。

オピオイド：「オピウム類縁物質」という意味で、オピウム（opium）はアヘン（阿片）の英語名。アヘンはケシの未熟果から得られる液汁を乾燥させたもので、モルヒネやコデインなどの麻薬を含む。オピオイド（オピウム類縁物質）にはアヘンアルカロイド（モルヒネなど）と内因性オピオイド（ベータ・エンドルフィンやエンケファリンなど）があり、細胞のオピオイド受容体（δ、κ、μ）に結合して作用を発揮する。内因性オピオイドは中枢神経系に作用して鎮痛作用や多幸感を引き起こし、脳内の報酬系にも関与しているので、脳内麻薬とも呼ばれてい

る。モルヒネやオキシコドンなどの麻薬性鎮痛薬をオピオイド鎮痛薬と言う。

下降性疼痛抑制系：大脳辺縁系から中脳周囲灰白質や吻側延髄腹内側部を通って脊髄の後角に伸びる下降性の神経経路で、脊髄後角における末梢神経と脊髄神経の間のシナプス伝達を制御することによって痛みを調節している。

カタレプシー（強硬症）：人間や動物が、意識があるのにしばらくの間、不動の状態になる症状。動物に大麻を過剰に投与すると、動かなくなり、不自然な形に固まってしまう。これはCB1受容体が過剰に刺激されたための副作用になるが、多発性硬化症などの筋肉緊張による痙縮の軽減に有効に作用するメカニズムでもある。

活動電位：何らかの刺激に応じて細胞膜に生じる一過性の膜電位の変化。ナトリウムイオンやカリウムイオンが細胞内外の濃度差に従い、イオンチャネルを通じて受動的拡散を起こすことによって生じる。

カンナビジオール：大麻に含まれるカンナビノイドの一種。カンナビノイド受容体（CB1とCB2）には結合せず、むしろ阻害剤として作用する。そのためテトラヒドロカンナビノール（THC）の精神作用を軽減する。抗不安作用、抗うつ作用、てんかん発作の抑制、抗がん作用などが報告されている。

カンナビノイド受容体：大麻の精神活性成分のΔ9-テトラヒドロカンナビノールが結合する受容体として1990年代に発見され、CB1とCB2の2種類が知られている。その内因性のアゴニストである内因性カンナビノイド（アナンダミドと2-アラキドノイルグリセロール）が発見さ

れた。7回膜貫通型受容体のGタンパク質共役型受容体に属する。

ガンマ・アミノ酪酸：アミノ酸の一つで、GABAと略称される。神経系において抑制性の神経伝達物質として働いている。下降性疼痛抑制系や脳内報酬系を抑制しており、CB1受容体アゴニスト（アナンダミドやTHCなど）やオピオイド（モルヒネなど）はGABA作動性ニューロンのGABA放出を抑制することによって、下降性疼痛抑制系や脳内報酬系を活性化する。

グリア細胞：神経組織において神経細胞の周りに存在して神経細胞の働きをサポートする役割の細胞で、神経膠細胞とも言う。神経細胞の支持、栄養、代謝、神経伝達の調節、ダメージを受けた組織の修復など様々な働きをしている。グリア細胞の病的な活性化が様々な神経疾患の発症にも関連している。

サイクリックAMP：環状ヌクレオチドの一種で、活性化された受容体の種類に応じた細胞の多種多様な生理的応答を媒介するセカンド・メッセンジャー（細胞内情報伝達物質）の一つ。細胞質においてアデニル酸シクラーゼの働きでアデノシン三リン酸（ATP）から合成される。

脂肪酸アミドハイドロラーゼ：アナンダミド（アラキドノイルエタノールアミド）を分解する酵素。この酵素によってアナンダミドはアラキドン酸とエタノールアミンに分解される。

Gタンパク質：グアニンヌクレオチド結合タンパク質の略称。細胞膜の細胞内側に存在し、α、β、γの3つのサブユニットから構成される三量体を形成している。GDP（グアノシン二リン酸）が遊離してGTP（グアノシン三リン酸）が結合すると活性型となり細胞内のシグナル伝達を

引き起こす。

Gタンパク質共役型受容体：リガンドが結合すると細胞内のGタンパク質の活性化を介して細胞内にシグナルを伝達する受容体。細胞膜を7回貫通する特徴的な構造から7回膜貫通型受容体とも呼ばれる。多くの種類の細胞に分布しており、光・匂い・味などの外来刺激や、神経伝達物質・ホルモン・イオンなどの内因性の刺激を感知して細胞内に伝達する役割を担っている。カンナビノイド受容体のCB1とCB2もこのタイプの受容体になる。

シナプス：神経細胞と神経細胞を結ぶ接合部位。シナプスの前の神経細胞からシナプス間隙に神経伝達物質が放出され、それがシナプス後細胞に存在する受容体に結合することによって細胞間の情報伝達が行われる。

侵害受容性疼痛：切り傷や打撲や火傷などで組織が傷害を受けた部位から痛みを引き起こす化学物質が産生され、これが末梢神経にある「侵害受容器」という部分を刺激することで発生する疼痛。

神経障害性疼痛：神経の損傷や圧迫など神経細胞が直接ダメージを受けて発生する疼痛。

髄鞘：神経細胞（ニューロン）の周りに存在する絶縁性のリン脂質の層で、ミエリン鞘とも言う。髄鞘が崩壊することを脱髄と言い、多発性硬化症など脱髄が原因の多くの神経疾患が知られている。

セカンド・メッセンジャー：受容体にリガンドが結合して受容体が活性化された後、最初に産生される情報伝達物質。サイクリックAMP（cAMP）やジアシルグリセロールやイノシトール三リン酸などがあり、受容体からのシグナルを細胞内に伝える働きを持つ。細胞外から情報を運んでく

る情報伝達物質をファーストメッセンジャーという。

即時型アレルギー：抗原とIgE抗体との結合によって誘起されるアレルギー反応。花粉症や食物アレルギーや喘息などを引き起こす。

大麻取締法：第二次世界大戦後、軍事占領下にあった日本政府に対して、連合軍総司令部（GHQ）が大麻栽培の全面禁止を要求してきたため、大麻草の栽培や利用を禁止するために1948年に制定された法律。大麻草の葉と花穂（花冠）とその製品を禁止しているが、成長した大麻草の茎や種子の使用やそれ由来の製品は除外されている。第四条に医療目的での使用も禁止しているため、日本では医療大麻の臨床試験も行えない状況になっている。

多発性硬化症：脳や脊髄などの中枢神経に脱髄をきたす疾患。耐え難い疼痛や痙縮や膀胱機能の障害を来たし、これらの症状に大麻の有効性が報告されている。

ディスペンサリー（Dispensary）：日本語で薬局とか施薬所という意味で、医療大麻の場合は、医療大麻の販売所を意味する。

テトラヒドロカンナビノール（Δ9-テトラヒドロカンナビノール）：大麻に含まれる主要成分でカンナビノイド受容体（CB1とCB2）に作用して吐き気止め作用、食欲増進作用、鎮痛作用など様々な薬効を示す。大麻による精神作用（多幸感など）の原因物質。THCと略される。

テルペン類：植物体内でメバロン酸経路により生合成され、イソプレン骨格（C_5H_8）がいくつか結合してできた化合物の総称。モノテルペンはイソプレンが2個結合（$C_{10}H_{16}$）し、セスキテルペンはイソプレンが3個結合し、ジテルペンはイソプレンが4個結合したもの。モノテル

ペン類とセスキテルペン類は分子が小さいので揮発性が高く、精油として空気中を漂い匂いを作り出している。

転写因子：遺伝子の発現（DNA を mRNA に転写すること）を調節するタンパク質。

ドロナビノール（Dronabinol）：合成したΔ9-テトラヒドロカンナビノール（THC）製剤で、商品名はマリノール（Marinol）。2.5mg、5mg、10mg の THC を含むカプセル剤として米国やドイツなどで処方薬として認可されており、エイズ患者の食欲不振や体重減少、抗がん剤治療による吐き気や嘔吐に対する治療に使われている。米国では規制物質法のスケジュール III 薬物になっており、処方薬として利用可能で、非麻薬性で精神的あるいは身体的依存の危険性は低い薬として認められている。大麻がスケジュール I で依存性が高いと認識されていることと矛盾していることが指摘されている。マリノールのジェネリック医薬品も販売されている。

内因性カンナビノイド：カンナビノイド受容体の CB1 と CB2 に結合して作用を示す体内成分。アナンダミドと 2-アラキドノイルグリセロールが知られている。

ナビキシモルス（Nabiximols）：Δ9-テトラヒドロカンナビノールとカンナビジオールをほぼ同量含む大麻抽出エキスを製剤化したもの。商品名はサティベックス（Sativex）で多発性硬化症患者の痙縮、疼痛、過活動膀胱などの症状の改善の目的で多くの国で使用され、カナダではがん性疼痛の緩和でも使用が認可されている。

ナビロン（Nabilone）：天然のΔ9-テトラヒドロカンナビノール（THC）

の構造を模倣した合成 THC 製剤。商品名をセサメット（Cesamet）と言い、米国やカナダや英国などで認可され、エイズ患者の食欲不振や体重減少、抗がん剤治療に伴う吐き気や嘔吐、多発性硬化症などの神経障害性疼痛の治療に使用されている。

肥満細胞（マスト細胞）：全身の粘膜下組織や結合組織に存在する骨髄由来の細胞で、ほぼ全ての組織に存在する。肥満細胞の中にはヒスタミンや炎症性サイトカインなどの各種化学伝達物質（ケミカルメディエーター）を含む顆粒が多く存在する。

肥満細胞は細胞表面に IgE 受容体が存在し、これに抗原が結合した IgE を介して受容体の架橋が成立すると、それがトリガーとなって細胞膜酵素の活性化がうながされ、内容物である顆粒からヒスタミンなどが放出される（脱顆粒）。花粉症や蕁麻疹は抗原刺激による肥満細胞の脱顆粒によるヒスタミン放出によって発症する。

肥満細胞はこのような即時型アレルギー反応の中心となって働く細胞であるが、近年では、アレルギー以外の様々な免疫応答や炎症反応に関与することや、疼痛にも関与することが明らかになっている。

規制物質法（Controlled Substances Act）：米国において薬物の製造・濫用を規制するために策定された法律。スケジュール I からスケジュール V まであり、スケジュール I はあらゆる状況において使用することを禁止されている。大麻はヘロインや LSD と同じスケジュール I に分類されているため、連邦法では大麻の医療使用も認めていない。

ベータ・カリオフィレン：大麻や香辛料などに含まれるセスキテルペン類の一種。CB2 受容体に結合して活性化し、炎症性サイトカインの産生

を抑制し、抗炎症作用や神経障害性疼痛の軽減作用を示すことが報告されている。

ミクログリア：神経膠細胞（グリア細胞）の一種。骨髄系の白血球のマクロファージに由来する。マクロファージと同様に、傷害を受けた神経組織を修復する目的で活性化されるが、このミクログリアの活性化が何らかの原因で慢性化すると神経細胞の死滅が促進されることになる。様々な神経変性疾患で、ミクログリアの過剰な活性化が起こっていることが明らかになっており、CB2受容体アゴニストがミクログリアの活性化を抑制することが知られている。

モノアシルグリセロール・リパーゼ：2-アラキドノイルグリセロールを分解する酵素。この酵素によって2-アラキドノイルグリセロールはアラキドン酸とグリセロールに分解される。

リガンド：特定の受容体（レセプター）に特異的に結合する物質のこと。

TRPV 1：唐辛子に含まれるカプサイシンが結合する受容体として最初に発見されたイオンチャネル。種々の生理活性物質により活性化され、セカンドメッセンジャーであるCaイオンを流入させ、様々な生化学的反応を細胞中に引き起こす。内因性カンナビノイドのアナンダミドも作用することが明らかになっている。

略語解説

2-AG：2-arachidonoylglycerol（2-アラキドノイルグリセロール）

5-HT：5-hydroxytryptamine（5-ヒドロキシトリプタミン）、セロトニンの別称

AEA：arachidonoylethanolamide（アラキドノイルエタノールアミド）、アナンダミド（anandamide）とも呼ばれる。

ALS：amyotrophic lateral sclerosis（筋萎縮性側索硬化症）

CBD：Cannabidiol（カンナビジオール）

FAAH：Fatty acid amide hydrolase（脂肪酸アミドハイドロラーゼ）

GABA：Gamma Amino Butyric Acid（γアミノ酪酸）

GPCR：G protein coupled receptor（Gタンパク質共役型受容体）

GPR55：G protein-coupled receptor 55

HIV：Human Immunodeficiency Virus（ヒト免疫不全ウイルス）

MAPK：Mitogen-activated protein kinase（マイトジェン活性化プロテインキナーゼ）

MGL：monoacylglycerol lipase（モノアシルグリセロール・リパーゼ）

NAFLD：non-alcoholic fatty liver disease（非アルコール性脂肪性肝疾患）

NASH：non-alcoholic steatohepatitis（非アルコール性脂肪肝炎）

NF-κB：Nuclear Factor-kappa B（核内因子-κB）

NMDA：N-methyl-D-aspartic acid（N-メチル-D-アスパラギン酸）

PPAR：peroxisome proliferator- activated receptor（ペルオキシソーム増殖因子活性化受容体）

PTSD：post-traumatic stress disorder（心的外傷後ストレス障害）

QOL：quality of life（生活の質）

THC：Δ9-Tetrahydrocannabinol（Δ9-テトラヒドロカンナビノール）

TRPV 1：transient receptor potential vanilloid type-1

WHO：World Health Organization（世界保健機関）

【著者略歴】

福田　一典

昭和28年福岡県生まれ。昭和53年熊本大学医学部卒業。

熊本大学医学部（外科）、久留米大学医学部（病理学）、北海道大学医学部（生化学）、米国バーモント（Vermont）大学医学部（生化学）にてがんの臨床や基礎研究を行う。

平成4年から株式会社ツムラ中央研究所にて漢方薬理の研究に従事し、平成7年から国立がんセンター研究所にてがん予防の研究を行う。

平成10年から岐阜大学医学部東洋医学講座にて、東洋医学の臨床及び研究や教育に従事。

平成14年5月に銀座東京クリニックを開設し、がんの漢方治療と補完・代替医療を実践している。

著書に『癌予防のパラダイムシフト～現代西洋医学と東洋医学の接点～（医薬ジャーナル社1999年）』『からだにやさしい漢方がん治療（主婦の友社2001年）』『決定版　抗がんサプリメントの正しい選び方、使い方（南々社2005年）』『自分でできるがん再発予防法（本の泉社、2006年）』『あぶない抗がんサプリメント（三一書房2008年）』、『漢方がん治療のエビデンス（ルネッサンス・アイ2010年）』『ブドウ糖を絶てばがん細胞は死滅する！（彩図社2013年）』『がんに効く食事、がんを悪くする食事（彩図社2013年）』『健康になりたければ糖質をやめなさい（彩図社2014年）』『がんと戦わないで共存する方法（ルネッサンス・アイ2015年）』などがある。

医療大麻の真実
マリファナは難病を治す特効薬だった

福田　一典

明窓出版

平成二十七年十月二十日　初　刷発行
令和二年七月二十日　第三刷発行

発行者──麻生　真澄
発行所──明窓出版株式会社
〒一六四─〇〇一二
東京都中野区本町六─二七─一三
電話　（〇三）三三八〇─八三〇三
FAX（〇三）三三八〇─六四二四
印刷所──中央精版印刷株式会社

落丁・乱丁はお取り替えいたします。
定価はカバーに表示してあります。

2015 © Kazunori Fukuda Printed in Japan

ISBN978-4-89634-357-1

大麻草解体新書

大麻草検証委員会編

被災地の土地浄化、鬱病やさまざまな難病の特効薬、石油に代わる優良エネルギー、高い栄養価をもった食材、etc.etc.

今、まさに必要な大麻草について、誰にでも分かりやすく、とても読みやすくまとめられた１冊。

（読者様からの感想文）本書のタイトルから受ける第一印象は、ちと堅すぎるのではなかろうか。しかし、大麻草に関する多彩な論客などがはじめて揃い、国民会議なる集まりが持たれ、その内容を漏らすことなく、著書として出版されたことは、極めて画期的なことと評価したい。つまり、本書では、有史以来、大麻草が普段の生活において、物心両面に果たしてきた有効性を、戦後は封印されてきたとされ、人間の諸活動には、ほとんど問題が無いこと、むしろあらゆる面で本来的に有用であると論じている。われわれは、意識・無意識を問わず、大麻草は悪いものと刷りこまれてきたんだ。これでは、余りに大麻草がかわいそう。なぜ、そのようになってしまったのか、を理解する前に、まず本書part２あたりから読み始めてはどうだろう。また、高校生による麻の取り組みは、これからの国造りを期待してしまいそう。戦後におけるモノ・カネに偏り過ぎた国家のあり方を、大麻草が解体していく起爆剤となりうること、それで解体新書なのだろう。今後の地球のためにも、必読の書だ。

本体1429円

ホーリープラント 〜聖なる暮らし

益戸育江（高樹沙耶）

医療大麻合法化活動急先鋒の、今注目のナチュラリスト、益戸育江（たかぎ さや）が、国民的ドラマ『相棒』降板から、大麻草との向き合い方、自身の半生、311以降の生き方まで、すべてを真正面から、嘘偽りなく書き綴る。

（「まえがき」より）戦後の物質至上主義の、便利でお金さえあればなんでもできる中で成長してきた私たちにとって、幸せとは欲しい物が自由に手に入る事であるかのように刷り込まれてきました。
しかし、便利になればなるほど、私たちは怠惰になり、感謝を忘れ、いつまでも足るを知る事なく欲望を追いかけ続けているのが現実です。
そして、私たちの国日本は、大変な問題を抱えながら、暴走しているのです。（中略）

今まで、一般的には麻薬とされていた大麻を救世主と思えというのは、非常に無理がある事もよくわかります。
しかし、私が16年前から探している「地球と美しく共存する暮らし」を追求していくと、どうしてもこの植物に行き当たってしまうのです。古来の日本人が、神の依り代として大切にしてきた大麻草は、この地球という星で持続可能に暮らすためには、なくてはならない植物なのです。伊勢神宮のお札に神宮大麻と書かれているのは、未来永劫、いやさかえるために必要なものであるということを意味し、私たちへの道しるべとしてくれているのではないかと思うに至っています。
なぜ、いろいろなリスクを冒してまで、大麻問題と向き合おうと思ったのか——現時点で明らかになっている大麻草の情報も含めて、本としてまとめました。

本体1500円

地球維新 vol.2　カンナビバイブル

丸井英弘／中山康直

「麻は地球を救う」という一貫した主張で、30年以上、大麻取締法への疑問を投げかけ、矛盾を追及してきた弁護士丸井氏と、大麻栽培の免許を持ち、自らその有用性、有益性を研究してきた中山氏との対談や、「麻とは日本の国体そのものである」という論述、厚生省麻薬課長の証言録など、これから期待の高まる『麻』への興味に十二分に答える。

◎著者プロフィール

丸井英弘／弁護士。1944年愛知県名古屋市生まれ。国際キリスト教大学および、東京教育大学卒業。人権の保障と環境問題に対して、法的側面から貢献したいという思いから弁護士となる。75年から現在まで多くの大麻取締法違反事件を担当し、一貫して、大麻を刑事罰で規制することの不合理を訴えてきた。自然生態系に沿った自給自足型の社会が本来の日本社会であり、伝統的な麻産業を現代的に復活させることにより、石油や木材を輸入する必要性もなくなり、自然環境も急速に回復するとの考えから、大麻取締法の廃止が弁護士としての基本的な任務だと確信するに至る。大麻についての誤解や偏見を与える情報を是正し、大麻すなわち麻の有効利用を促進するための正確な情報提供を行うために精力的に活動している。

中山康直／縄文エネルギー研究所所長。1964年静岡県生まれ。ナチュラルテクノロジーの研究とヘンプ製品の開発及び発明を中心に、幅広い分野で活動するライフ・コ・クリエーター。窪塚洋介と共同企画した「地球維新」(フジテレビ03/5/18)では、スーパーバイザーとして、プロデュースにかかわるなど、様々な「地球維新」活動を実践する光の志士。ヘンプカープロジェクト実行委員長。

本体1429円